Michael Kurth

Ionisiertes, hexagonales, basisches Aktivwasser

Mythos, Hokuspokus oder Rückkehr zum Ursprung?

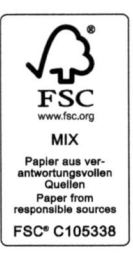

Bibliografische Information der Deutschen Nationalbibliothek:

Die Deutsche Nationalbibliothek verzeichnet diese Publikation in der Deutschen Nationalbibliografie; detaillierte bibliografische Daten sind im Internet über http://dnb.dnb.de abrufbar.

Kontakt für Rückfragen: per E-Mail: mail@hexagonales--wasser.de
Hier erfahren Siem ehr: www.hexagonales--wasser.de

Verlag: BoD · Books on Demand GmbH, In de Tarpen 42, 22848 Norderstedt, bod@bod.de

Druck: Libri Plureos GmbH, Friedensallee 273, 22763 Hamburg

ISBN: 978-3-7597-2413-7

Willkommen beim Stöbern im Buch mit dem Titel:
Ionisiertes, hexagonales, basisches Aktivwasser
und dem Untertitel
Mythos, Hokuspokus oder Rückkehr zum Ursprung?

Beginnen wir mit einem grundlegenden Gedanken: Wasser ist Leben. Tatsächlich können wir Menschen etwa 72 Stunden ohne Wasser überleben. Doch schon bei leichtem Wassermangel beginnen viele Funktionen unseres Körpers nicht mehr optimal zu arbeiten. Unser Körper besteht je nach Alter zu etwa 60 bis 70 Prozent aus Wasser, und dieses kostbare Element ist unser Lebenselixier. Es ist unentbehrlich für den Aufbau und die Erneuerung unserer Zellen und Gewebe.

Stellen Sie sich vor: Ihre Gedächtnisleistung lässt nach, Ihre Gefäße werden nicht mehr ausreichend durchblutet, lebenswichtige Funktionen wie Atmung und Entgiftung geraten ins Wanken. All das, weil Ihrem Körper das lebensspendende Wasser fehlt.

In einer Welt, in der jeder Händler das beste Auto, den besten Kühlschrank und die beste Wasseraufbereitungsanlage der Welt anbietet, ist es wichtig, hinter die Kulissen zu schauen und kritisch zu hinterfragen. Denn allzu oft werden wir von Verkäufern mit Behauptungen konfrontiert, die sich im Nachhinein als fragwürdig erweisen.

Dieses Buch soll Ihnen helfen, sich nicht von einzelnen Verkäufern oder Fachleuten beeinflussen zu lassen, deren Hauptinteresse oft im Verkauf bestimmter Produkte liegt. Stattdessen ermutige ich Sie, selbst zu recherchieren, kritisch zu hinterfragen und bewusste Entscheidungen zu treffen.

Ihr

Michael Kurth

Ich habe dieses Buch "**Ionisiertes, hexagonales, basisches Aktivwasser**" mit dem Untertitel "**Mythos, Hokuspokus oder Rückkehr zum Ursprung?**" geschrieben, um allen Menschen, die sich über reines, sauberes Wasser informieren wollen, eine Orientierungshilfe zu geben.

Diese Publikation stellt keine medizinische Beratung dar und darf auch nicht als solche verstanden werden. Sie kann daher den Rat eines Arztes oder einer anderen medizinischen Fachperson nicht ersetzen.

Dieses Buch wird veröffentlicht, um das Bewusstsein für wichtige Erkenntnisse zu schärfen und Ihnen alle Informationen über ionisiertes Wasser zu geben, die weltweit als "State of the Art" angesehen werden.

Die Entscheidung, die in diesem Buch veröffentlichten Informationen zur Verbesserung der eigenen Gesundheit zu nutzen, liegt allein beim Leser, der die volle Verantwortung für alle Konsequenzen dieser Entscheidung übernimmt.

Wenn Sie weitere Informationen wünschen, können Sie sich gerne mit mir oder meinem Team in Verbindung setzen.

Hier finden Sie meine Kontaktdaten:

E-Mail: mail@hexagonales--wasser.de
Webseite: www.hexagonales--wasser.de

Termine nach Vereinbarung.

Auf ein Wort

In einer Welt, die zunehmend von Umweltzerstörung und Gesundheitsrisiken geprägt ist, wird die Bedeutung von sauberem Trinkwasser oft unterschätzt. Dabei sind die Folgen der Umweltzerstörung unübersehbar: Artensterben, Bodenverseuchung, Luftverschmutzung und vieles mehr. Diese Faktoren wirken sich direkt auf die Qualität unseres Trinkwassers aus. Die Verschmutzung der Gewässer durch Abwässer, Kläranlagen, Landwirtschaft und Industrie ist ein ernstes Problem, das unsere Gesundheit gefährdet. Chemikalien, Krankheitserreger und sogar radioaktive Stoffe gelangen in unsere Wasserressourcen und bedrohen die biologische Vielfalt und unsere eigene Gesundheit.

Besonders besorgniserregend ist, dass viele Kläranlagen den Anforderungen, insbesondere bei starken Regenfällen, nicht mehr gewachsen sind. Die Folge ist, dass ungeklärtes Abwasser direkt in die Natur gelangt und die Gewässer weiter belastet. Auch das eigentlich saubere Regenwasser kann mit Schadstoffen belastet sein.

Angesichts dieser Herausforderungen ist es wichtig, dass jeder Einzelne Verantwortung für sein Trinkwasser übernimmt. Sauberes Wasser ist keine Selbstverständlichkeit mehr und erfordert oft zusätzliche Maßnahmen, damit es frei von Schadstoffen ist.

Eine bewusste Ernährung und die Nutzung von sauberem Trinkwasser sind nicht nur wichtige Faktoren für die Gesundheit, sondern können auch dazu beitragen, bestimmte Krankheiten zu verhindern oder zu heilen. Investitionen in die Qualität unseres Wassers sind Investitionen in unsere Zukunft und in unser Wohlbefinden.

Mit diesem Buch möchte ich Sie ermutigen, sich intensiver mit dem Thema Trinkwasser auseinanderzusetzen und die notwendigen Schritte zum Schutz der eigenen Wasserversorgung zu unternehmen. Denn letztlich sind wir selbst dafür verantwortlich, dass wir und unsere Familien gesund bleiben.

Impressum Fortsetzung

Medizinischer Haftungsausschluss: Der Inhalt dieser Publikation dient ausschließlich Informationszwecken. Er stellt keine medizinische Beratung dar und darf auch nicht als solche ausgelegt werden. Er kann daher den Rat eines Arztes oder einer anderen medizinischen Fachperson nicht ersetzen. Die Informationen in diesem Buch sind keine konkreten Ratschläge, sondern eine Darstellung wissenschaftlicher und empirischer Erkenntnisse. Das Buch wird veröffentlicht, um das Bewusstsein für wichtige Informationen zu schärfen und um Informationen zu erforschen, die von der etablierten medizinischen Gemeinschaft möglicherweise übersehen oder vernachlässigt wurden. Die Entscheidung, die in diesem Buch veröffentlichten Informationen zur Verbesserung der eigenen Gesundheit zu nutzen, liegt allein beim Leser, der die volle Verantwortung für alle Konsequenzen dieser Entscheidung übernimmt.

Verwendung der Veröffentlichungen in diesem Buch: Die Informationen basieren auf persönlichen Erfahrungen des Autors, wissenschaftlichen Langzeitstudien, aktuellen Forschungsergebnissen und der freien Meinungsäußerung des Autors. Die Verwendung dieser Informationen und die sich daraus ergebenden Konsequenzen liegen in der alleinigen Verantwortung des Lesers. Da der Autor keine Kontrolle über die Dosierung, Anwendung oder Nichtanwendung der verschiedenen Informationen oder Präparate durch den Leser hat, distanziert sie sich ausdrücklich von möglichen Folgen. Da der individuelle physische und psychische Zustand des Lesers unbekannt ist, übernimmt der Autor keine Verantwortung für eventuelle Folgen.

Erklärung: Um sich rechtlich abzusichern, gibt der Autor folgende Informationen bekannt: Gemäß den gesetzlichen Bestimmungen distanziert er sich von allen Inhalten der Quellen sowie Aussagen über Naturheilverfahren, Naturheilmittel, Heilung bestimmter Krankheiten sowie überwiegend negativen Aussagen über Schulmedizin, Pharmaindustrie, Chemiekonzerne, Agrarindustrie, Lebensmittelindustrie, Lobbyisten und Akteure der Gesundheitspolitik. Alle Inhalte stammen aus öffentlich zugänglichen und wissenschaftlich neutralen Quellen, einschließlich unabhängiger Studien und Statistiken. Die Erstellung, Bearbeitung und Überprüfung einiger Texte erfolgte mit Hilfe und Unterstützung künstlicher Intelligenz (KI).

Inhaltsverzeichnis

Liebe Leserinnen und Leser,

beim Schreiben dieses Buches über ionisiertes, hexagonales, basisches Aktivwasser habe ich bewusst auf einen konkreten Produktnamen verzichtet. Warum? Weil Neutralität und Objektivität für mich oberste Priorität haben.

Das Thema ionisiertes Wasser ist in den letzten Jahren immer mehr in den Fokus der Öffentlichkeit gerückt und mit dieser gestiegenen Aufmerksamkeit sind auch zahlreiche Marken und Produkte auf den Markt gekommen, die alle behaupten, das beste ionisierte Wasser zu liefern. Aber wie soll man sich in diesem Meer von Angeboten zurechtfinden?

Ich habe mich dafür entschieden, in diesem Buch von "My-Aquawise" zu sprechen, um jede Assoziation mit einem bestimmten Produkt zu vermeiden. "My-Aquawise" steht hier als Synonym für ionisiertes, hexagonales, basisches Aktivwasser, ohne die Voreingenommenheit, die mit der Nennung einzelner Marken einhergeht.

Während ich meine Erfahrungen und Forschungsergebnisse teile, möchte ich betonen, dass meine persönlichen Favoriten nicht öffentlich genannt werden. Warum? Weil ich glaube, dass die Wahl des richtigen ionisierten Wassers eine sehr individuelle Entscheidung ist, die auf persönlichen Bedürfnissen und Vorlieben beruht. Gerne stehe ich jedoch für ein persönliches Beratungsgespräch zur Verfügung, um meine Empfehlungen mit Ihnen zu teilen.

Mein Ziel ist es, Ihnen in diesem Buch fundierte Informationen über ionisiertes Wasser zu vermitteln, ohne mich von bestimmten Produktnamen beeinflussen zu lassen. Ich lade Sie ein, mit mir auf Entdeckungsreise in die vielfältige Welt des ionisierten Wassers zu gehen.

Herzlichst,

Michael Rusth

Mein „My-Aquawise" steht dafür!

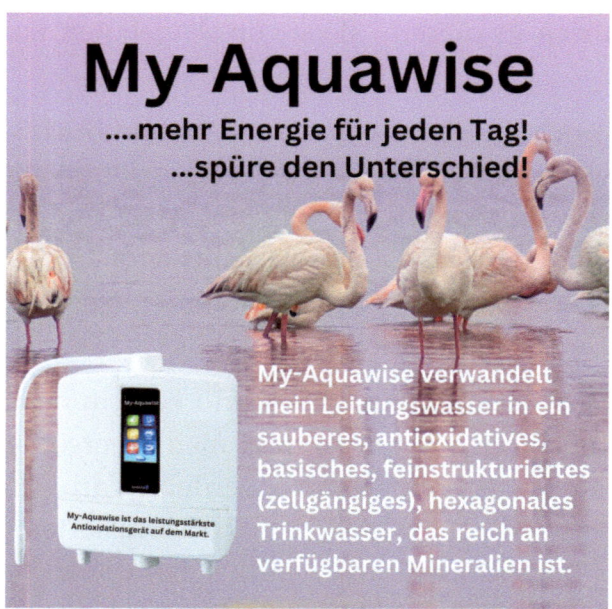

Die lebendige Essenz des Wassers

In den geheimnisvollen Tiefen unseres Planeten beginnt die Geschichte des Wassers. Es entspringt den Quellen der Erde, in einem ständigen Tanz von Verdunstung und Kondensation, von Regen und Fluss. Wasser ist nicht nur eine chemische Verbindung, es ist die Essenz des Lebens selbst, ein unermüdlicher Botenstoff der Natur.

Von den schneebedeckten Gipfeln majestätischer Berge bis zu den sanften Wellen der Ozeane durchläuft das Wasser einen ewigen Kreislauf. Es speist die Adern der Erde, durchströmt Wälder und Wiesen und fließt durch die Adern aller Lebewesen.

Wasser ist mehr als ein Durstlöscher, es ist der Architekt unserer Existenz. Es formt Landschaften, schafft Lebensräume und bringt Fruchtbarkeit, wo vorher nur Wüste war. Ohne Wasser kein Leben, kein Wachstum, keine Erneuerung.

Doch heute, inmitten von Betonwüsten und digitalen Ozeanen, drohen wir die wahre Bedeutung des Wassers zu vergessen. Wir entfremden uns von seiner Reinheit, verschmutzen seine Gewässer und vergessen seine heilende Kraft.

Es ist an der Zeit, uns wieder mit dem lebendigen Wesen des Wassers zu verbinden. Es ist an der Zeit, die Augen für die Wunder der Natur zu öffnen und zu erkennen, dass Wasser nicht nur eine Ressource ist, sondern die Quelle unseres Lebens und unserer Existenz.

Tauchen wir ein in die Geheimnisse des Wassers und ehren wir seine unendliche Weisheit. Denn in seinen klaren Tiefen liegt die Antwort auf die Frage nach dem Sinn des Lebens.

Kennen Sie das Sri Yantra, die höchste Form des göttlichen Seins, eines der ältesten, reinsten und kraftvollsten Symbole der Welt. Seine Entstehung wird auf über 12.000 Jahre datiert. Der Überlieferung nach wird derjenige, der das Rätsel des Shri Yantra entschlüsselt, den Ursprung des Universums entdecken.

Im letzten Kapitel zeige ich Ihnen die Lösung des Rätsels und deren Bedeutung für uns Menschen.

Entgiftung für ein Leben in Fülle

In unserer modernen Welt scheinen viele von uns im Hamsterrad des Lebens gefangen zu sein. Tag für Tag drehen wir uns im Kreis, gefangen in einem Strudel aus Stress, Giften und Erschöpfung. Die Symptome sind allzu bekannt: Schlaflosigkeit, körperliche Beschwerden, ein geschwächtes Immunsystem, ständige Krankheiten und das Gefühl, ausgebrannt zu sein.

Was aber, wenn all dies nur Anzeichen einer tiefer liegenden Vergiftung unseres Körpers sind?

Was, wenn der Schlüssel zu unserem Wohlbefinden und unserer Vitalität so einfach ist wie die richtige Flüssigkeitszufuhr und Entgiftung?

Auf meiner Suche nach Gesundheit und Glück habe ich eine transformierende Kraft entdeckt: **ionisiertes Wasser.**

Es ist nicht nur Wasser, sondern ein Elixier, das unsere Zellen revitalisiert, unseren Körper von innen heraus reinigt und uns auf dem Weg zu einem erfüllten Leben unterstützt.

Dieses Buch lädt Sie ein, das Hamsterrad zu verlassen und sich auf eine Reise der Entgiftung und Erneuerung zu begeben. Entdecken Sie, wie regelmäßiges Trinken von ionisiertem Wasser nicht nur Ihren Körper reinigt, sondern auch Ihren Geist belebt und Ihre Seele nährt.

Tauchen Sie ein in die Welt der Entgiftung und erfahren Sie, wie Sie Ihren Körper wieder in sein natürliches Gleichgewicht bringen können.

Gesundheit und Glück sind keine Mythen - sie sind Ihr Geburtsrecht.

Wie bin ich zum Ionisierten Wasser gekommen?

Vor zehn Jahren erkrankte ich an Krebs und suchte auf eigene Faust weltweit nach Lösungen. Dabei habe ich My-Aquawise gefunden und lieben gelernt. Heute weiß ich, dass ich ohne dieses besondere Wasser, das ein wesentlicher Bestandteil meiner persönlichen Anti-Krebs-Strategie ist, nicht mehr leben würde.

Ohne ins Detail gehen zu wollen, möchte ich Ihnen einige Wissenschaftler vorstellen, die mir den Weg geebnet haben, mich mit dem Thema Wasser zu beschäftigen. Ohne sie hätte ich nie eine Lösung für meine Genesung gefunden.

Die Ergebnisse dieser Forschungsarbeiten zeigen uns, wie wichtig es ist, das richtige Wasser zu trinken.

Wir starten mit Dr. Mu Shik Jhon:

- Dr. Mu Shik Jhon konnte nachweisen, dass Krebs- und Diabeteszellen eines gemeinsam haben: **Die Molekularstruktur des Zellwassers, das die Zellen umgibt, ist zerstört.**

- Dr. Mu Shik Jhon sagte: *"Wenn man dieses Wasser durch neu strukturiertes hexagonales Wasser ersetzt, sollte es möglich sein, den ursprünglichen Zustand der Zellen wiederherzustellen. Zahlreiche Berichte belegen, dass hexagonales Wasser die Ausbreitung von Krebs und Diabetes stoppt."*

Als nächstes stelle ich Ihnen Dr. Carrel vor:

- Professor Alexis Carrel erhielt im Jahr 1912 den Nobelpreis für Medizin und Physiologie für seine Arbeiten über Gefäß- und Organtransplantationen. Bei seinen Forschungen gelang es ihm, die Zellen eines Hühnerherzens 34 Jahre lang am Leben zu erhalten.

- **Carrel sagte:** *„Die Zelle ist unsterblich. Es ist nur die Flüssigkeit, die sie umgibt, die degeneriert. Erneuere diese Flüssigkeit regelmäßig, gib der Zelle, was sie für ihre Ernährung braucht, und der Fluss des Lebens könnte für alle Zeiten weitergehen."*

Abschließend möchte ich Otto Heinrich Warburg zitieren:

- Otto Heinrich Warburg war ein deutscher Biochemiker, Mediziner und Physiologe. Im Jahr 1931 erhielt er den Nobelpreis für Physiologie oder Medizin für die *„Entdeckung der Natur und Funktion der Atmungsfermente".*

- **Warburg sagte:** *„Keine Krankheit kann in einem basischen Milieu existieren, nicht einmal Krebs".*

Diese Wissenschaftler und viele andere, die ich hier nicht nenne, brachten mich zu der Überzeugung, dass wir ein besonderes Wasser mit einer hexagonalen Struktur brauchen, um zu überleben.

So kam ich zu meinem My-Aquawise, einem perfekten ionisierten, hexagonalen, basischen Aktivwasser.

Ionisiertes, hexagonales, basisches Aktivwasser: Mythos, Hokuspokus oder Rückkehr zum Ursprung?

Liebe Leserinnen und Leser,

in den folgenden Kapiteln werden wir gemeinsam in die faszinierende Welt des ionisierten, hexagonalen, basischen Aktivwassers eintauchen. Doch bevor wir in die Tiefe dieses Themas eintauchen, ist es wichtig, den Sinn und die Bedeutung unseres Buchtitels zu verstehen.

Ionisiertes, hexagonales, basisches Aktivwasser: Mythos, Hokuspokus oder Rückkehr zum Ursprung? - Diese Worte mögen auf der ersten Blick wie eine komplexe Formel erscheinen, aber sie bergen einen Schatz an Wissen über die grundlegende Natur des Wassers und seine potentielle Wirkung auf unser Wohlbefinden.

Im Laufe dieses Buches werde ich versuchen, diese Begriffe zu entwirren und ihre Bedeutung für unsere Gesundheit und Vitalität zu verdeutlichen.

Denn hinter der scheinbaren Komplexität verbirgt sich eine einfache Wahrheit: Die Wahl des Wassers, das wir trinken, kann einen tiefgreifenden Einfluss auf unser Leben haben.

Begleiten Sie mich auf dieser Reise, während wir gemeinsam die Geheimnisse und das Potenzial des ionisierten, hexagonalen, basischen Aktivwassers erforschen. Möge dieses Buch nicht nur Wissen vermitteln, sondern auch Inspiration für ein gesünderes und bewussteres Leben sein.

Die Renaissance des Wassers: Die Wiederentdeckung von Vitalität und Gesundheit durch ionisiertes Wasser

Ionisiertes Wasser: Der Inbegriff von Vitalität

Ionisiertes Wasser, auch bekannt als basisches Aktivwasser, ist mehr als nur eine Flüssigkeit - es ist eine Quelle der Gesundheit und Vitalität. In diesem Artikel werfen wir einen Blick in die Welt des ionisierten Wassers, seine Herstellung, seine Vorteile und warum es eine lebensverändernde Wahl sein kann.

Herstellung von ionisiertem Wasser

Ionisiertes Wasser wird durch einen Prozess namens Elektrolyse hergestellt, bei dem normales Leitungswasser durch ein Ionisierungsgerät geleitet wird. Dieses Gerät trennt das Wasser in saure und basische Bestandteile, wobei das basische Wasser reich an ionisierten Mineralien wie Kalzium, Magnesium und Kalium ist. Diese Mineralien bleiben erhalten, während unerwünschte Verunreinigungen und Schadstoffe entfernt werden, so dass ein reines, erfrischendes Getränk entsteht.

Die Bedeutung des pH-Wertes

Ein wichtiger Aspekt von ionisiertem Wasser ist sein pH-Wert, der oft stark alkalisch ist. Dieser erhöhte pH-Wert kann dazu beitragen, den Körper zu entsäuern und ein ausgewogenes Säure-Basen-Verhältnis zu fördern, was für die Gesundheit von entscheidender Bedeutung ist.

Vorteile von ionisiertem Wasser

Das Trinken von ionisiertem Wasser hat viele Vorteile. Es kann den Flüssigkeitshaushalt verbessern, den Stoffwechsel anregen, die Verdauung fördern und die Entgiftung des Körpers unterstützen. Außerdem hat es antioxidative Eigenschaften, die vor freien Radikalen schützen und die Zellgesundheit fördern.

Die Rückkehr zum Ursprung

In einer von Umweltverschmutzung und verarbeiteten Lebensmitteln geprägten Welt kann ionisiertes Wasser eine Rückkehr zu den natürlichen Elementen darstellen, die unser Körper benötigt, um optimal zu funktionieren. Es ist ein einfaches, aber wirkungsvolles Mittel, um die Gesundheit zu fördern und das Wohlbefinden zu steigern.

Abschließende Gedanken

Ionisiertes Wasser ist mehr als nur ein Getränk - es ist ein Lebensstil, der die Essenz der Vitalität verkörpert. Aufgrund seiner einzigartigen Zusammensetzung und seiner potenziellen gesundheitlichen Vorteile kann es eine transformierende Wirkung auf Körper und Geist haben. In einer von Stress und Krankheit geplagten Welt kann ionisiertes Wasser ein Weg sein, das Gleichgewicht wiederherzustellen und ein Leben voller Energie und Wohlbefinden zu führen.

Hexagonales Wasser: Die Energiequelle für Vitalität und Wohlbefinden

Hexagonales Wasser: Die Geheimnisse der molekularen Struktur

Hexagonales Wasser, auch strukturiertes Wasser oder EZ-Wasser (Exclusion Zone Water) genannt, ist eine faszinierende Form von Wasser mit einer besonderen Molekularstruktur. In diesem Kapitel erkunden wir die einzigartigen Eigenschaften von hexagonalem Wasser, seine möglichen gesundheitlichen Vorteile und wie es im Rahmen einer ganzheitlichen Gesundheitspraxis eingesetzt werden kann.

Die Struktur des hexagonalen Wassers

Im Gegensatz zu herkömmlichem Wasser, das eine ungeordnete Molekularstruktur aufweist, bildet hexagonales Wasser hexagonale (sechseckige) Strukturen, die in regelmäßigen Schichten angeordnet sind. Diese Struktur verleiht dem Wasser eine höhere Dichte und eine verbesserte Fähigkeit zur Hydratation von Zellen.

Die Bedeutung von hexagonalem Wasser für die Gesundheit

Hexagonales Wasser wird oft als "lebendiges Wasser" bezeichnet, da es mehr Energie und Vitalität besitzt als herkömmliches Wasser. Diese erhöhte Energie soll den Stoffwechsel unterstützen, die Zellfunktion verbessern und das Immunsystem stärken. Außerdem soll hexagonales Wasser ein besseres Lösungsvermögen für Nährstoffe haben, was bedeutet, dass der Körper die darin enthaltenen Mineralien und Spurenelemente effizienter aufnehmen kann.

Herstellung von hexagonalem Wasser

Hexagonales Wasser kann auf verschiedene Weise erzeugt werden, z.B. durch spezielle Wasserstrukturierer, bestimmte Bewegungsmuster oder die Einwirkung bestimmter Frequenzen oder Energien. Ziel des Herstellungsprozesses ist es, die molekulare Struktur des Wassers zu ordnen und seine Bioverfügbarkeit zu erhöhen.

Die Integration von hexagonalem Wasser in den Alltag

Die Integration von hexagonalem Wasser in den Alltag kann auf verschiedene Weise erfolgen, z.B. durch das Trinken von speziell strukturiertem Wasser, durch die Verwendung von Wasserstrukturierern oder durch die Verwendung von Kristallen oder Edelsteinen zur Verbesserung der Wasserstruktur. Durch regelmäßiges Trinken von hexagonalem Wasser kann der potenzielle gesundheitliche Nutzen maximiert werden.

Abschließende Gedanken

Hexagonales Wasser öffnet eine faszinierende Tür zu einem tieferen Verständnis der Geheimnisse des Wassers und seiner Auswirkungen auf die menschliche Gesundheit. Indem wir seine einzigartigen Eigenschaften erforschen und in unser tägliches Leben integrieren, können wir vielleicht ein neues Niveau des Wohlbefindens und der Vitalität erreichen. Möge dieses Kapitel dazu beitragen, das Bewusstsein für die transformative Kraft des hexagonalen Wassers zu erweitern und die Leserinnen und Leser auf ihrer Reise zu optimaler Gesundheit zu unterstützen.

Basisches Aktivwasser: Der Schlüssel zu einem ausgewogenen Lebensstil und vitaler Gesundheit

Basisches Aktivwasser: Die Kraft des pH-Gleichgewichts

Basisches Aktivwasser ist eine besondere Form von Wasser mit einem alkalischen pH-Wert und gilt als wichtiger Bestandteil einer ausgewogenen Ernährung und eines gesunden Lebensstils. In diesem Kapitel soll untersucht werden, warum basisches Aktivwasser so wichtig ist, welche ge-

sundheitlichen Vorteile es bieten kann und wie es hergestellt und getrunken wird.

Die Bedeutung des pH-Wertes

Der pH-Wert ist ein Maß für den Säure- oder Alkaligehalt
einer Substanz, wobei ein pH-Wert von 7 neutral ist. Basisches Aktivwasser hat einen pH-Wert über 7, oft im Bereich von 8 bis 10, ist also alkalisch. Ein ausgewogenes
Säure-Basen-Verhältnis im Körper ist wichtig für die Gesundheit, da ein zu saures Milieu mit verschiedenen Gesundheitsproblemen in Verbindung gebracht wird.

Vorteile von basischem Aktivwasser

Das regelmäßige Trinken von basischem Aktivwasser wird
mit einer Reihe von potenziellen gesundheitlichen Vorteilen in Verbindung gebracht. Dazu gehören die Unterstützung der Verdauung, die Förderung der Entgiftung des
Körpers, die Steigerung des Energieniveaus, die Verbesserung der Hautgesundheit und die Stärkung des Immunsystems. Darüber hinaus kann ein ausgewogenes Säure-Basen-Verhältnis dazu beitragen, Entzündungen zu reduzieren und das Risiko chronischer Krankheiten zu senken.

Herstellung von basischem Aktivwasser

Basisches Aktivwasser kann auf verschiedene Weise hergestellt werden, unter anderem mit speziellen Wasserionisa-
toren oder Basenfiltern. Diese Geräte erhöhen den pH-
Wert des Wassers und liefern gleichzeitig ionisierte Mineralien wie Kalzium, Magnesium und Kalium. Bei regelmä-

ßiger Anwendung dieser Geräte kann eine konstante Versorgung mit basischem Aktivwasser gewährleistet werden.

Integration des basischen Aktivwassers in den Alltag

Die Integration von basischem Aktivwasser in den Alltag kann auf vielfältige Weise erfolgen. Dazu gehören das Trinken von frisch ionisiertem Wasser, die Zubereitung von basischen Getränken und Speisen oder auch das Baden in basischem Wasser. Eine regelmäßige Anwendung maximiert den möglichen gesundheitlichen Nutzen und fördert das Wohlbefinden.

Abschließende Gedanken

Basisches Aktivwasser ist mehr als nur eine Flüssigkeit - es ist ein Werkzeug zur Förderung eines ausgewogenen und gesunden Lebensstils. Aufgrund seiner einzigartigen Zusammensetzung und seiner potenziellen gesundheitlichen Vorteile kann es eine wertvolle Ergänzung zu jeder Wellness-Routine sein. Möge dieses Kapitel dazu beitragen, das Bewusstsein für die Bedeutung von basischem Aktivwasser zu schärfen und die Leserinnen und Leser auf ihrem Weg zu optimaler Gesundheit zu unterstützen.

Zwischen Wissenschaft und Glauben: Die Kontroverse um ionisiertes Wasser

Mythos, Hokuspokus oder Rückkehr zum Ursprung: Die Debatte um ionisiertes, hexagonales, basisches Aktivwasser

Die Welt des ionisierten, hexagonalen, basischen Aktivwassers ist von Mythen, Kontroversen und Fragen umge-
ben. In diesem Kapitel werden wir uns mit den verschiedenen Standpunkten und Meinungen zu diesem Thema be-
fassen, von der skeptischen Betrachtung bis hin zur enthu-
siastischen Unterstützung.

Mythos versus Wissenschaft: Die Debatte um ionisiertes Wasser

Einige Kritiker halten ionisiertes Wasser für einen reinen
Mythos, eine pseudowissenschaftliche Idee ohne solide
wissenschaftliche Grundlage. Sie argumentieren, dass Behauptungen über gesundheitliche Vorteile von ionisiertem
Wasser oft auf anecdotaler Evidenz oder Fehlinterpretatio-
nen von Forschungsergebnissen beruhen.

Auf der anderen Seite stehen die Befürworter von ionisiertem Wasser, die dessen potenzielle Vorteile für Gesundheit
und Wohlbefinden betonen. Sie verweisen auf Studien, die
darauf hindeuten, dass ionisiertes Wasser antioxidative Eigenschaften besitzt, den Stoffwechsel anregt und die Hydratation verbessert. Diese Gruppe betrachtet ionisiertes
Wasser als ein natürliches und wirksames Mittel zur Unterstützung der Gesundheit.

Rückkehr zu den Ursprüngen: Die Suche nach natürlichen Heilmethoden

Unabhängig von der wissenschaftlichen Debatte über ionisiertes Wasser gibt es eine wachsende Bewegung, die sich
für eine Rückkehr zu natürlichen Heilmethoden und Le-
bensstilen einsetzt. Diese Bewegung betont die Bedeutung

von reinen, unverarbeiteten Lebensmitteln, regelmäßiger Bewegung, Stressabbau und einem ganzheitlichen Gesundheitskonzept. Für viele Menschen ist ionisiertes Wasser ein Teil dieses ganzheitlichen Ansatzes. Sie sehen darin eine Möglichkeit, sich mit den natürlichen Elementen zu verbinden und die Gesundheit von innen heraus zu stärken. Auch wenn die Wissenschaft vielleicht noch keine endgültigen Antworten auf die Fragen rund um ionisiertes Wasser hat, bleibt der Wunsch nach einem gesünderen, natürlicheren Lebensstil bestehen.

Abschließende Gedanken: Auf der Suche nach Wahrheit und Wohlbefinden

Die Debatte um ionisiertes, hexagonales, basisches Aktivwasser ist komplex und vielschichtig. Während die einen es für reinen Hokuspokus halten, sehen andere darin eine Möglichkeit, Gesundheit und Wohlbefinden zu verbessern. Letztendlich muss sich jeder selbst eine Meinung bilden und die für ihn richtigen Entscheidungen treffen.

Mein persönliches Fazit:

In einer Zeit, in der Gesundheitsfragen oft von Kontroversen und widersprüchlichen Meinungen begleitet werden, habe ich persönlich eine transformierende Reise erlebt, die mich dazu veranlasst hat, meine Erfahrungen mit ionisiertem, hexagonalem, basischem Aktivwasser zu teilen.

Vor zehn Jahren, als Krebs mein Leben auf den Kopf stellte, fand ich in diesem bemerkenswerten Wasser eine unerwartete Quelle der Heilung. Dank der Antioxidantien, die es mir täglich liefert, habe ich seitdem keinen Arzt mehr aufgesucht.

Es war, als hätte ich mich mit jedem erfrischenden Schluck selbst auf eine Reise in die Gesundheit getrunken.

Meine Überzeugung von der heilenden Kraft dieses Wassers beruht nicht nur auf meiner persönlichen Erfahrung, sondern auch auf unzähligen Begegnungen mit anderen, die ähnliche Wunder erlebt haben.

In Gesprächen mit Menschen, die mit schweren Krankheiten zu kämpfen hatten und sich mit der Kraft dieses Wassers zurück ins Leben gekämpft haben, wurde mir klar, dass ich eine Verpflichtung habe, diese Erkenntnisse mit anderen zu teilen.

Deshalb schreibe ich dieses Buch, um anderen die Tür zu dieser phänomenalen Quelle der Gesundheit und des Wohlbefindens zu öffnen. Ich empfehle es nicht aus bloßer Theorie oder blindem Glauben, sondern aus der tiefen Überzeugung heraus, dass es wirklich etwas bewirken kann.

Es ist meine Hoffnung, dass dieses Buch nicht nur Wissen vermittelt, sondern auch Herzen berührt und Menschen dazu inspiriert, ihre Gesundheit selbst in die Hand zu nehmen und das Beste daraus zu machen. Denn in einer Welt voller Unsicherheit und Zweifel ist es umso wichtiger, an das zu glauben, was uns wirklich gut tut. Möge dieses Buch ein Wegweiser für alle sein, die auf der Suche nach Wahrheit und Wohlbefinden sind.

Balance des Lebens - Der Säure-Basen-Haushalt und die Selbstheilungskräfte des Körpers

Inmitten der komplexen Struktur unseres Körpers gibt es einen subtilen, aber entscheidenden Mechanismus: den Säure-Basen-Haushalt.

Er dient als Wächter, der das Gleichgewicht zwischen sauren und basischen Bestandteilen unseres inneren Milieus aufrechterhält. Ein stabiler pH-Wert ist für die optimale Funktion unserer Zellen und Organe unerlässlich.

Unser Körper ist ein Meisterwerk der Selbstregulation. Tag für Tag, Augenblick für Augenblick arbeitet er daran, das Gleichgewicht zu erhalten. Defekte Zellen werden erkannt und eliminiert, gesunde Zellen gedeihen und regenerieren sich. Dieser Prozess der Zellerneuerung ist ein grundlegender Mechanismus der Selbstheilung. Unser Organismus ist darauf programmiert, Krankheiten abzuwehren und einen Zustand des Wohlbefindens zu erhalten.

Heute stehen wir jedoch vor Herausforderungen, die diese natürliche Ordnung bedrohen. Umweltverschmutzung, ein stressiger Lebensstil und eine ungesunde Ernährung belasten unseren Körper und bringen den Säure-Basen-Haushalt aus dem Gleichgewicht. Dadurch sammeln sich saure Stoffwechselprodukte im Körper an, die die Zellen schädigen und Krankheiten begünstigen können.

Doch es gibt Hoffnung. Durch bewusste Entscheidungen in Bezug auf Ernährung, Lebensstil und Flüssigkeitszufuhr können wir aktiv dazu beitragen, das Gleichgewicht wiederherzustellen und die Selbstheilungskräfte unseres Körpers zu unterstützen.

Die Wahl von ionisiertem, hexagonalem, basischem Aktivwasser kann eine wirksame Methode sein, den Säure-Basen-Haushalt zu regulieren und die Zellen mit lebenswichtiger Energie zu versorgen.

In diesem Buch beleuchte ich die Bedeutung eines ausgeglichenen Säure-Basen-Haushaltes und gebe praktische Tipps zur Unterstützung der Selbstheilungskräfte des Körpers. Lassen Sie uns gemeinsam in diesem Buch den Weg zum Luxus eines gesunden und ausgeglichenen Lebens erkunden.

Die Lösung, die schon Millionen Menschen glücklich gemacht hat, stelle ich Ihnen in diesem Buch vor.

Die Dynamik des Säure-Basen-Haushalts im menschlichen Körper

Im menschlichen Körper herrscht ein komplexes Gleichgewicht zwischen sauren und basischen Bestandteilen, das als Säure-Basen-Haushalt bezeichnet wird. Dieser Mechanismus ist für die optimale Funktion unserer Zellen und Organe von entscheidender Bedeutung. Ein stabiler pH-Wert, der den Säure- oder Basegrad einer Lösung angibt, ist dabei von zentraler Bedeutung.

Der Körper verfügt über verschiedene Mechanismen zur Regulierung des Säure-Basen-Gleichgewichts, die eng miteinander verknüpft sind.

Zu diesen Mechanismen gehören:

- **Puffersysteme:** Chemische Puffersysteme im Blut und in den Zellen dienen dazu, abrupte Änderungen des pH-Wertes zu verhindern, indem sie überschüssige Säuren oder Basen binden oder freisetzen.

- **Atmung (Lunge):** Die Lunge spielt eine wichtige Rolle bei der Regulierung des Säure-Basen-Haushalts, indem sie überschüssiges Kohlendioxid aus dem Körper entfernt und so den pH-Wert des Blutes stabilisiert.

- **Ausscheidung (Nieren):** Die Nieren regulieren den pH-Wert des Urins und können überschüssige Säuren oder Basen ausscheiden oder zurückhalten, um das Säure-Basen-Gleichgewicht des Körpers aufrechtzuerhalten.

Ein ausgeglichener Säure-Basen-Haushalt ist wichtig für Gesundheit und Wohlbefinden. Durch eine ausgewogene Ernährung, ausreichende Flüssigkeitszufuhr und regelmäßige Bewegung können wir dazu beitragen, dieses Gleichgewicht zu erhalten. Auch die Wahl eines ionisierten, hexagonalen, basischen Aktivwassers kann dazu beitragen, das Säure-Basen-Gleichgewicht zu unterstützen und den pH-Wert im Körper zu optimieren.

Die Bedeutung von pH-Werten im Körper

Die pH-Werte im menschlichen Körper spielen eine entscheidende Rolle für Gesundheit und Wohlbefinden. Der pH-Wert ist eine Maßeinheit, die den sauren oder basischen Charakter einer Lösung angibt, wobei ein pH-Wert von 7 als neutral, Werte unter 7 als sauer und Werte über 7 als basisch gelten.

Verschiedene Bereiche und Systeme unseres Körpers haben unterschiedliche optimale pH-Werte, die sorgfältig reguliert werden müssen, um eine optimale Funktion und Gesundheit zu gewährleisten:

- **Blut-pH-Wert:** Der pH-Wert des Blutes liegt normalerweise zwischen 7,35 und 7,45, wobei ein leicht basischer Wert bevorzugt wird. Dieser enge pH-Bereich ist entscheidend für lebenswichtige Prozesse wie den Sauerstofftransport, die Enzymaktivität und die Regulierung des Wasserhaushalts.

- **Magensaft-pH:** Im Magen ist der pH-Wert stark sauer, typischerweise zwischen 1,5 und 3,5. Dieses saure Milieu ist wichtig für die Verdauung der Nahrung und die Abtötung von Krankheitserregern, die mit der Nahrung aufgenommen werden.

- **Urin-pH-Wert:** Der Urin-pH-Wert variiert je nach Ernährung, Stoffwechsel und Gesundheitszustand. Ein leicht saurer Urin (pH 5 bis 6) ist normal und trägt zur Ausscheidung von Abfallprodukten und zur Regulierung des Säure-Basen-Haushalts bei.

Die Aufrechterhaltung des Gleichgewichts zwischen diesen verschiedenen pH-Werten ist für die Gesundheit von entscheidender Bedeutung. Eine ausgewogene Ernährung, ausreichende Flüssigkeitszufuhr, regelmäßige Bewegung und Stressbewältigung können dazu beitragen, die pH-Werte im Körper zu stabilisieren.

Die Wahl von ionisiertem, hexagonalem, basischem Aktivwasser kann ebenfalls eine Rolle spielen, um das Säure-Basen-Gleichgewicht zu unterstützen und den pH-Wert im Körper zu optimieren. Es liefert lebenswichtige Mineralien und Elektrolyte, die zur Regulierung des pH-Wertes beitragen können.

In diesem Buch werden wir die Bedeutung des pH-Wertes im menschlichen Körper näher betrachten und praktische Tipps zur Aufrechterhaltung eines gesunden pH-Gleichgewichts vorstellen.

Die pH-Werte des Wassers

Das Wasser, das wir trinken, hat einen großen Einfluss auf unsere Gesundheit. Dabei spielt der pH-Wert eine entscheidende Rolle. Wasser mit einem niedrigen pH-Wert kann Krankheiten begünstigen, während basisches Wasser die Gesundheit fördert. Die Trinkwasserverordnung empfiehlt einen pH-Wert zwischen 6,5 und 9,5. Verschiedene Faktoren wie die geologische Zusammensetzung und Umwelteinflüsse beeinflussen den pH-Wert des Wassers. Wir sollten darauf achten, dass wir hochwertiges, mineralstoffreiches Wasser mit einem basischen pH-Wert und einem hohen Wasserstoffgehalt zu uns nehmen. Dieses Wasser versorgt unseren Körper optimal mit Energie und Flüssig-keit, unterstützt die Zellfunktionen und trägt zu Vitalität und Lebensqualität bei. Es ist wichtig, dass wir bewusst auf die Qualität unseres Trinkwassers achten, um unsere Gesundheit zu erhalten.

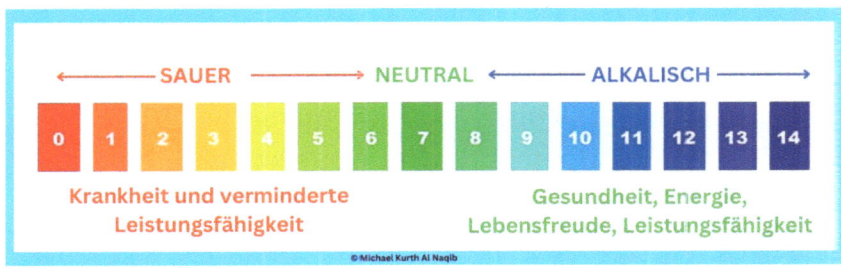

Wie wertvoll sind Mineralien im Trinkwasser?

Die Bedeutung der Mineralstoffe im Leitungswasser wird oft unterschätzt, dabei spielen sie eine entscheidende Rolle für unsere Gesundheit. Natrium, Kalium, Calcium und Magnesium, die Hauptmineralien im Trinkwasser, sind für den Körper lebensnotwendig. Sie stärken nicht nur unsere Knochen, sondern unterstützen auch den Energiestoff-wechsel sowie die Funktion von Muskeln und Nerven.

Besonders auffällig ist der Mineralstoffgehalt durch Kalk-ablagerungen, wobei Kalzium das wichtigste Mengenmi-neral ist. Kalk ist ein Indikator für einen hohen Mineralien-gehalt des Wassers. Es ist wichtig zu betonen, dass der Mi-neraliengehalt von Leitungswasser schwanken kann und nicht immer offensichtlich ist.

Magnesium ist vor allem für Muskeln und Herz wichtig, während Kalzium Knochen und Zähne stärkt. Natrium reguliert den Wasserhaushalt und ist vor allem nach sportlicher Betätigung wichtig. Kalium spielt eine Rolle bei der Regulierung des Blutdrucks und des Elektrolythaushalts.

Ein ausgeglichener Mineralstoffhaushalt ist für unsere Gesundheit unerlässlich. Magnesiummangel kann zu Muskelkrämpfen führen, während Kalziummangel die Knochengesundheit beeinträchtigt. Natriummangel kann zu Müdigkeit und niedrigem Blutdruck führen, während Kaliummangel Muskel- und Herzprobleme verursachen kann.

Es ist wichtig, auf eine ausgewogene Zufuhr dieser Mineralstoffe zu achten, sei es durch das Trinken von mineralstoffreichem Wasser oder durch eine entsprechende Ernährung.

Verunreinigungen und Rückstände im Wasser

Die Sicherung der Trinkwasserqualität ist für die Gesundheit von entscheidender Bedeutung, da verschiedene Faktoren wie mikrobielle Belastung, verrostete Rohre und ungeeignete Materialien Schwermetalle freisetzen können, die gesundheitsschädlich sind. Zusätzlich können Einträge aus der Landwirtschaft, Reifenabrieb, Öl und Luftverschmutzung das Wasser verunreinigen. Verunreinigtes Wasser ist nicht immer offensichtlich erkennbar, daher sind ungewöhnlicher Geschmack, Trübung oder Geruch wichtige Warnsignale.

Medikamentenrückstände, Mikroplastik, Ölverschmutzung, Blei und Legionellen stellen weitere Risiken dar, die von akutem Brechdurchfall bis zu chronischen Organ- und Nervenschäden reichen können. Kinder und immungeschwächte Personen sind besonders gefährdet. Zur Sicherung der Trinkwasserqualität ist eine gründliche Aufbereitung und Überwachung unerlässlich.

Die größte Gesundheitsgefahr geht von der Wasseraufbereitung aus, insbesondere von schwer abbaubaren Arzneimittelrückständen, die über die Entsorgung von Medikamenten oder über den Urin ins Wasser gelangen. Kläranlagen haben Schwierigkeiten, diese Rückstände vollständig herauszufiltern. Sie haben auch mit Mikroplastik, Öl und Legionellen zu kämpfen. Wasserverschmutzung kann zu verschiedenen Gesundheitsproblemen führen, insbesondere bei gefährdeten Gruppen. Vor allem in Haushalten mit gefährdeten Personen kann eine Trinkwasseranalyse sinnvoll sein.

Die ideale Lösung ist die Anschaffung einer eigenen Wasseraufbereitungsanlage, die auf die individuellen Bedürfnisse zugeschnitten ist.

Wasserqualität und Gesundheit

Unser Trinkwasser ist ein kostbares Gut, das einen direkten Einfluss auf unsere Gesundheit hat. Die Auswirkungen einer schlechten Wasserqualität sind vielfältig und können unser Wohlbefinden ernsthaft gefährden. Zahlreiche Studien und Forschungsergebnisse belegen das Gefahrenpotenzial von Verunreinigungen im Trinkwasser.

Ein zentraler Aspekt der Wasserqualität ist der pH-Wert. Toxisch niedrige pH-Werte müssen beseitigt werden, um die Gesundheit zu schützen. Ebenso ist die Entfernung von Krankheitserregern von entscheidender Bedeutung. Viren wie Pollio-, Roto- und Noroviren sowie Bakterien wie E. coli, Legionellen und Pseudomonaden müssen zu mehr als 99,99 % entfernt werden, ebenso Bakterien wie Giardia und Cryptosporidien.

Schwermetalle wie Blei, Eisen, Arsen, Cadmium, Selen, Quecksilber und Chrom müssen ebenfalls reduziert werden, um Gesundheitsrisiken zu minimieren. Darüber hinaus ist es wichtig, auf verschiedene organische und anorganische Chemikalien zu achten, einschließlich flüchtiger organischer Verbindungen (VOCs), PCBs, BPAs und Arzneimittelrückstände.

Neben Schwermetallen und Chemikalien sollte auch auf organische Säuren, Proteine und Polysaccharide geachtet werden.

Das Trinken von hochwertigem, mineralstoffreichem Wasser mit einer hexagonalen Struktur, einem guten ORP-Wert und einem hohen Wasserstoffgehalt ist entscheidend für unsere Energie und Vitalität. Durch eine bewusste Auswahl und Aufbereitung des Wassers können wir sicherstellen, dass unser Körper optimal mit Flüssigkeit versorgt wird und unsere Zellen optimal funktionieren.

Daher ist es für die Erhaltung unserer Gesundheit und Lebensqualität unerlässlich, auf die Qualität unseres Trinkwassers zu achten. Es liegt in unserer Verantwortung, in entsprechende Anlagen zu investieren und das Bewusstsein für die Bedeutung von qualitativ hochwertigem Wasser zu schärfen.

Der blaue Planet: Wasser - Unser Lebenselixier

Unser Planet Erde ist ein einzigartiger Ort im Universum. Ihr perfekter Abstand zur Sonne ermöglicht die Existenz von flüssigem Wasser, das für alle Organismen lebensnotwendig ist. Wegen ihrer blauen Ozeane wird die Erde auch "der blaue Planet" genannt. Wasser ist der Schlüssel zum Leben, und die Erde bietet ideale Bedingungen für seine Existenz.

Die Erde ist zum größten Teil von Wasser bedeckt - eine Tatsache, die für die Entstehung und den Erhalt des Lebens von entscheidender Bedeutung ist. Nicht nur das Wasser in den Ozeanen, sondern auch der Wasserdampf in der Atmosphäre und das Wasser in den Wolken machen unser Ökosystem lebensfähig. Meeresströmungen spielen eine wichtige Rolle bei der Regulierung der Temperatur auf der Erde und tragen dazu bei, dass sowohl das Land als auch die Meere bewohnbar sind.

Der Wasserkreislauf ist entscheidend für das Wetter und das Pflanzenwachstum auf der Erde. Er sorgt für ausreichend Feuchtigkeit auf dem Festland und schafft damit die Lebensgrundlage für eine vielfältige Flora und Fauna Ohne diesen Kreislauf gäbe es kein Trinkwasser und keine Grundlage für Pflanzenwachstum.

Neben Wasser ist der Sauerstoff in der Atmosphäre für das Leben auf der Erde von entscheidender Bedeutung. Grüne Pflanzen produzieren Sauerstoff durch Photosynthese, und dieser Sauerstoff hat die Entwicklung anderer Lebensformen ermöglicht. Die Ozonschicht, die sich hoch oben in der Atmosphäre gebildet hat, schützt das Leben auf der Erde vor den schädlichen Auswirkungen energiereicher Strahlung aus dem Weltraum.

Insgesamt ist Wasser nicht nur ein wesentlicher Bestandteil des Lebens, sondern auch ein Medium, das Mineralien und andere wichtige Nährstoffe transportiert.

Die Bedeutung des richtigen Wassers für unsere Gesundheit und unser Wohlbefinden ist nicht zu unterschätzen. Deshalb ist es wichtig, dass wir uns bewusst dafür einsetzen, qualitativ hochwertiges und mineralstoffreiches Wasser zu uns zu nehmen, um unsere Vitalität und Lebensqualität zu erhalten.

Digitale Ära und ökologische Bedenken

Mit dem Einzug des Internets und der digitalen Kommunikation wurde die Welt noch stärker vernetzt. Währenddessen wurden jedoch auch die ökologischen Auswirkungen der Wassernutzung immer deutlicher. Die Verschmutzung von Gewässern und die Übernutzung von Wasserressourcen stellen zunehmend eine Bedrohung für die Umwelt dar und erfordern ein Umdenken in der Art und Weise, wie wir mit Wasser umgehen.

Blicken Sie mit mir hinter die Kulissen: Die Realität der Wasserversorgung

Es ist wichtig, sich bewusst zu machen, dass das Wasser, das aus unseren Wasserhähnen fließt, nicht einfach aus dem Nichts kommt. Es ist das Ergebnis von jahrhundertelanger menschlicher Anstrengung und Investitionen in Infrastruktur. Indem wir die Reise des Wassers verstehen, können wir auch die Bedeutung seiner Erhaltung und des Schutzes der natürlichen Ressourcen, aus denen es stammt, erkennen.

Die Geschichte der Wasserversorgung zeigt einen kontinuierlichen Fortschritt von den einfachen Methoden der Frühzeit bis zu den hochtechnisierten Systemen der Gegenwart, die eine sichere Versorgung der Bevölkerung mit „sauberem" Trinkwasser gewährleisten sollen.

Die Geschichte der Wasserversorgung hat einen evolutionären Verlauf genommen, von einfachen Methoden in der Frühzeit bis hin zu hochtechnisierten Systemen der Gegenwart. Diese Systeme wurden entwickelt, um eine sichere Versorgung mit sauberem Trinkwasser für die Bevölkerung zu gewährleisten.

Doch die aktuellen Herausforderungen zeigen, dass diese Fortschritte nicht ausreichen. Heutzutage ist die Welt mit neuen Problemen konfrontiert, wie toxisch belastetem Wasser, die eine ernsthafte Bedrohung darstellen.

Daher wird die Wasseraufbereitung zu einem immer wichtigeren Anliegen für jeden Haushalt, da Wasser zunehmend zu einem der größten Probleme der Zukunft für die Menschheit wird. Es ist offensichtlich, dass wir durch unsere eigenen Handlungen die Qualität unseres wichtigsten Lebensmittels gefährden.

Aus diesem Grund wurden Systeme für jeden privaten Haushalt entwickelt, die in der Lage sind, aus dem zugeführten Leitungswasser mehr als nur sauberes Trinkwasser zu gewinnen.

Mein "My-Aquawise", das alle Voraussetzungen erfüllt, um perfekt ionisiertes hexagonales Wasser herzustellen, werde ich in einem späteren Kapitel vorstellen.

Die Vielseitigkeit von ionisiertem Wasser: Kosteneffizienz, Nachhaltigkeit und Gesundheitsvorteile

Die angeblichen Gefahren des ionisierten Wassers

An dieser Stelle möchte ich Ihnen verschiedene Argumente und Behauptungen vorstellen, die von Kritikern und Skeptikern gegen das ionisierte Wasser ins Feld geführt werden.

Im Folgenden sind einige der Argumente aufgeführt, die ich in der Vergangenheit gehört habe:

1. **Verdünnung der Magensäure:** Ein häufig angeführtes Argument ist, dass basisches Wasser die Magensäure verdünnen könnte, was zu Verdauungsproblemen führen könnte. Dies könnte dazu führen, dass Nährstoffe nicht effektiv aufgenommen werden.

2. **Störung des pH-Wertes im Körper:** Ein weiteres Argument ist, dass regelmäßiges Trinken von basischem Wasser den natürlichen pH-Wert des Körpers verändern oder sogar destabilisieren könnte, was zu gesundheitlichen Problemen führen könnte.

3. **Ungleichgewicht im Elektrolythaushalt:** Einige Kritiker behaupteten, dass der hohe pH-Wert von basischem Wasser zu einem Ungleichgewicht im Elektrolythaushalt führen könnte, was wiederum verschiedene Körperfunktionen beeinträchtigen könnte.

4. **Mangel an wissenschaftlichen Beweisen:** Kritiker argumentieren, dass es keine ausreichenden wissenschaftlichen Beweise für die behaupteten gesundheitlichen Vorteile von ionisiertem Wasser gibt und dass die verfügbaren Studien oft von den Herstellern finanziert werden, was zu einer möglichen Verzerrung führen könnte.

5. **Kosten und Nutzen:** Ein weiterer Einwand war, dass der Nutzen von ionisiertem Wasser im Vergleich zu den Kosten und möglichen Risiken fraglich sei, insbesondere wenn herkömmliches Leitungswasser oder andere Getränke eine ähnliche hydratisierende Wirkung haben.

Hier stelle ich meine Gegenargumente gegen die Behauptung vor, dass basisches Wasser die Magensäure verdünnen und die Verdauung beeinträchtigen kann:

1. **Natürlicher pH-Ausgleich des Magens:** Der Magen ist ein äußerst saures Umfeld, das normalerweise einen pH-Wert zwischen 1,5 und 3,5 aufweist. Selbst wenn basisches Wasser konsumiert wird, gelangt es zunächst in den sauren Magen, wo es mit der vorhandenen Magensäure in Kontakt kommt. Diese

Säure ist stark genug, um den pH-Wert des Wassers sofort zu senken und die Verdünnung zu minimieren. Der mathematische Nachweis wird im nächsten Kapitel geführt.

2. **Schnelle Verdauung von Wasser:** Wasser, einschließlich basischem Wasser, passiert den Magen normalerweise recht schnell und gelangt in den Darm, wo die meisten Nährstoffe absorbiert werden. Die Zeit, die das Wasser im Magen verbringt, ist in der Regel zu kurz, um eine signifikante Verdünnung der Magensäure zu verursachen.

3. **Kompensation durch den Körper:** Der Körper verfügt über Mechanismen, um den pH-Wert des Magens zu regulieren und aufrechtzuerhalten. Selbst wenn basisches Wasser kurzfristig den pH-Wert des Magens beeinflussen könnte, kann der Körper dies durch die Produktion von zusätzlicher Magensäure ausgleichen, um das optimale saure Milieu für die Verdauung aufrechtzuerhalten.

4. **Keine wissenschaftlichen Beweise:** Es gibt keine ausreichenden wissenschaftlichen Beweise, die darauf hindeuten, dass der Konsum von basischem Wasser tatsächlich zu einer signifikanten Verdünnung der Magensäure und einer Beeinträchtigung der Verdauung führt. Studien, die solche Behauptungen unterstützen würden, sind begrenzt und oft nicht eindeutig. Aus diesem Grund habe ich im folgenden Kapitel eine Berechnung für Sie durchgeführt.

5. **Der pH-Wert ist eine logarithmische Skala**, was bedeutet, dass jede Änderung um eine Einheit eine zehnfache Änderung der Wasserstoffionenkonzentration bedeutet. Wenn wir versuchen, den pH-Wert des Magens zu erhöhen, benötigen wir eine beträchtliche Menge basischer Flüssigkeit. Zum Beispiel kann man davon ausgehen, dass „mehrere" Gläser ionisiertes Wasser benötigt werden, um den pH-Wert des Magens minimal zu beeinflussen. Im nächsten Kapitel werde ich die Magensäure-Mythologie entlarven und zeigen, wie dieses Argument mathematisch widerlegt werden kann.

Hier stelle ich meine Gegenargumente gegen die Behauptung vor, dass der regelmäßige Konsum von basischem Wasser den pH-Wert des Körpers stören könnte:

1. **Selbstregulierung des Körpers:** Der menschliche Körper verfügt über ausgeklügelte Mechanismen zur Regulierung des pH-Wertes, um ein optimales Gleichgewicht aufrechtzuerhalten. Dieses Gleichgewicht wird durch Puffersysteme in verschiedenen Körperflüssigkeiten wie Blut, Zellen und Gewebe aufrechterhalten. Selbst wenn basisches Wasser getrunken wird, versucht der Körper, den pH-Wert im physiologisch normalen Bereich zu halten.

2. **Begrenzte Auswirkungen auf den systemischen pH-Wert:** Während das Trinken von basischem Wasser den pH-Wert im Magen vorübergehend beeinflussen kann, ist es unwahrscheinlich, dass dies einen signifikanten Einfluss auf den systemischen

pH-Wert des Körpers hat. Der pH-Wert des Blutes und anderer lebenswichtiger Körperflüssigkeiten wird durch komplexe Regulationsmechanismen streng kontrolliert und bleibt normalerweise in einem engen Bereich.

3. **Anpassungsfähigkeit des Körpers:** Der Körper ist in der Lage, sich an Veränderungen der Ernährung und der Flüssigkeitsaufnahme anzupassen. Selbst wenn basisches Wasser getrunken wird, kann der Körper seine Regulationssysteme aktivieren, um sicherzustellen, dass der pH-Wert im physiologisch normalen Bereich bleibt.

4. **Fehlende wissenschaftliche Belege:** Es gibt nur begrenzte wissenschaftliche Belege dafür, dass das Trinken von basischem Wasser tatsächlich den systemischen pH-Wert des Körpers beeinflusst. Studien, die solche Behauptungen stützen würden, sind oft widersprüchlich oder nicht eindeutig.

Hier stelle ich meine Gegenargumente gegen die Behauptung vor, dass es keine wissenschaftlichen Beweise gäbe. Dieses Gegenargument ist oft mit einer generellen Skepsis gegenüber dem Gesundheitssystem und der Art und Weise verbunden, wie Informationen präsentiert werden.

Hier sind meine Argumente:

1. **Unabhängige Forschung:** Es stimmt zwar, dass einige Forschungsstudien von Interessengruppen finanziert werden, aber es gibt auch unabhängige

wissenschaftliche Forschungseinrichtungen und Wissenschaftler, die die möglichen gesundheitlichen Auswirkungen von ionisiertem Wasser untersuchen. Es ist wichtig, die Ergebnisse dieser unabhängigen Studien zu berücksichtigen und kritisch zu bewerten.

2. **Vielfalt der Meinungen:** Die wissenschaftliche Gemeinschaft ist sich selten einig, und es gibt oft unterschiedliche Meinungen und Interpretationen derselben Daten. Ein Mangel an einheitlichen Ergebnissen kann daher darauf zurückzuführen sein, dass die Forschung noch im Gange ist und weitere Untersuchungen erforderlich sind, um zu einer eindeutigen Schlussfolgerung zu gelangen.

3. **Herausforderungen für die Forschung:** Die Untersuchung der Auswirkungen von ionisiertem Wasser auf die Gesundheit kann technische und methodische Herausforderungen mit sich bringen, die die Durchführung aussagekräftiger Studien erschweren. Die Komplexität des menschlichen Körpers und die Vielzahl von Variablen, die die Ergebnisse beeinflussen können, sind wichtige Faktoren, die berücksichtigt werden müssen.

4. **Alternative Ansätze:** Neben traditionellen wissenschaftlichen Studien gibt es auch andere Ansätze zur Bewertung der Wirksamkeit und Sicherheit von ionisiertem Wasser, wie z.B. Erfahrungsberichte von Anwendern und Praktikern alternativer Heilmethoden. Diese persönlichen Berichte können zusätzliche

Erkenntnisse liefern, sollten aber auch kritisch betrachtet werden. Mein persönliches Argument war hier immer: **Wer heilt, hat Recht!**

Meine Gegenargumente und einige Gedanken zu den möglichen Kosten und Nutzen von ionisiertem Wasser möchte ich Ihnen hier vorstellen.

Kostenersparnis:

- Durch die Herstellung von ionisiertem Wasser zu Hause können erhebliche Kosteneinsparungen erzielt werden, da man nicht mehr auf den Kauf von Flaschenwasser angewiesen ist.

- Für den Ionisierungsprozess werden lediglich ein Ionisierer und Wasser benötigt, was im Vergleich zum regelmäßigen Kauf von Flaschenwasser eine kostengünstige Lösung darstellt.

Nachhaltigkeit und Umweltschutz:

- Die Herstellung von ionisiertem Wasser zu Hause kann den Verbrauch von Einwegplastikflaschen reduzieren, was wiederum zur Verringerung von Plastikabfällen und zum Umweltschutz beiträgt.

- Darüber hinaus kann die Verwendung von Wasser aus dem eigenen Wasserhahn auch den CO_2-Fußabdruck verringern, da der Transport von Flaschenwasser entfällt.

Bequemlichkeit und Zugänglichkeit:

- Durch die Herstellung von ionisiertem Wasser zu Hause entfällt die Notwendigkeit, schwere Flaschen zu kaufen und zu transportieren. Das Wasser ist jederzeit und überall verfügbar, was den Komfort erhöht.

- Die Möglichkeit, den pH-Wert des Wassers nach Bedarf einzustellen, bietet Flexibilität und Personalisierung für individuelle Vorlieben und Gesundheitsbedürfnisse.

Langfristiger Nutzen für die Gesundheit:

Die langfristige Investition in die Herstellung von ionisiertem Wasser zu Hause kann sich auch langfristig positiv auf die Gesundheit auswirken, indem eine kontinuierliche Versorgung mit qualitativ hochwertigem ionisiertem Wasser, das reich an Antioxidantien und hydratisierenden Eigenschaften ist, sichergestellt wird.

Ich wünsche mir, dass dieses Kapitel dazu beiträgt, das Bewusstsein für die Bedeutung von ionisiertem, hexagonalem, basischem Aktivwasser zu schärfen und die Leserinnen und Leser auf ihrem Weg zu optimaler Gesundheit zu unterstützen.

Ich entlarve hier die Magensäure-Mythologie

Warum das Verdünnungsargument ins Leere läuft - Eine kritische Betrachtung des Einflusses von Wasser auf den pH-Wert.

Stellen wir uns vor, wir haben 0,5 Liter Magensäure mit einem pH-Wert von 1 in einem Glas, und formulieren die folgende Frage: **Wie viele Liter Wasser mit einem pH-Wert von 9 müssen wir mit dem Glas Magensäure mischen, um insgesamt einen pH-Wert von 7 zu erhalten?**

Um den pH-Wert der Mischung zu berechnen, müssen wir die Prinzipien der pH-Skala und der logarithmischen Natur des pH-Werts berücksichtigen.

Zunächst muss man verstehen, dass eine pH-Differenz von eins einer 10-fachen Änderung der Wasserstoffionenkonzentration entspricht. Wenn wir also von einem pH-Wert von 1 (Magensäure) zu einem pH-Wert von 7 (neutral, wie Wasser) gelangen wollen, benötigen wir eine 10^6-fache Verdünnung der Wasserstoffionen, da der pH-Wert um 6 Einheiten ansteigt.

Angenommen, wir haben 0,5 Liter Magensäure (pH 1) und wollen diese mit Wasser (pH 9) mischen, um einen pH-Wert von 7 zu erhalten. Dann müssen wir berechnen, wie viel Wasser wir benötigen, um dieses Ergebnis zu erhalten.

Lösungsweg:

Zuerst berechnen wir die Anzahl der Wasserstoffionen in der Magensäure: $pH = -\log[H+]$

Für Magensäure (pH 1): $[H+] = 10^{(-1)} = 0,1$ mol/L

Nun, um den pH-Wert auf 7 zu erhöhen, benötigen wir eine 10^6-fache Verdünnung der Wasserstoffionen, was bedeutet, dass die Endkonzentration an Wasserstoffionen 0,1 mol/L / 10^6 = 0,0000001 mol/L sein soll.

Da wir die Anfangskonzentration der Wasserstoffionen in der Magensäure kennen und die gewünschte Endkonzentration kennen, können wir die Menge an Wasser berechnen, die benötigt wird, um diese Verdünnung zu erreichen.

Die Formel für die Verdünnung ist: C1 * V1 = C2 * V2

Wobei: C1 = Anfangskonzentration; V1 = Anfangsvolumen; C2 = Endkonzentration; V2 = Endvolumen (das, was wir suchen ist)

Was wissen wir? C1 = 0,1 mol/L (Magensäure) und C2 = 0,0000001 mol/L (gewünschte Endkonzentration) und V1 = 0,5 Liter (Anfangsvolumen Magensäure)

Berechnung:

Wir lösen nach V2 auf:

0,1 mol/L * 0,5 L = 0,0000001 mol/L * V2

V2 = (0,1 mol/L * 0,5 L) / 0,0000001 mol/L

$V2 \approx 0,5 \text{ L} * 10^6 \approx 500.000 \text{ Liter}$

Lösung:

Also müssen wir etwa 500.000 Liter Wasser mit einem pH-Wert von 9 mit den 0,5 Litern Magensäure vermischen, um eine Mischung mit einem pH-Wert von 7 zu erhalten. Das verdeutlicht die extrem starke Verdünnung, die erforderlich ist, um den pH-Wert erheblich zu erhöhen.

Bemerkung: Tatsächlich lässt sich aus der Berechnung ableiten, dass das Hinzufügen einer so großen Menge Wasser zu einer relativ kleinen Menge Magensäure zu einer vernachlässigbaren Veränderung des pH-Werts führt.

Wenn Sie ein oder 2 Gläser zum Essen trinken, würde die Magensäure tatsächlich kaum verdünnt werden. Ziel des Trinkens von ionisiertem Wasser sollte es aber nicht sein, den pH-Wert im Magen drastisch zu verändern, sondern eine ausgewogene Flüssigkeitszufuhr zu erreichen. Es ist daher ratsam, ionisiertes Wasser nicht in großen Mengen unmittelbar vor oder nach den Mahlzeiten zu trinken, um die Magensäure nicht zu stark zu verdünnen und die Verdauung nicht zu beeinträchtigen.

Ich persönlich halte mich an eine Empfehlung aus dem Ayurveda (vedische Medizin) und trinke eine halbe Stunde vor und nach den Mahlzeiten nichts. Das ist für mich eine vernünftige und plausible Strategie, um die Auswirkungen auf die Verdauung zu minimieren.

Meine persönliche Schlussfolgerung:

Die Menge an Wasser, die benötigt wird, um den pH-Wert auf 7 zu erhöhen, ist enorm im Vergleich zur Menge der vorhandenen Magensäure. Dies zeigt, dass selbst eine beträchtliche Menge Wasser den pH-Wert der Magensäure nicht wesentlich verändern würde.

Dieses Rechenbeispiel hat bewiesen, dass die Verdünnung der Magensäure durch das Trinken von Wasser vernachlässigbar ist und daher die saure Umgebung des Magens nicht beeinträchtigt wird.

Nachdem ich nun genug über die Magensäure und die Argumente gegen "ionisiertes Wasser" geschrieben habe, kommen wir nun zu den Vorteilen, die wir alle davon haben. Begleiten Sie mich weiter auf meiner Reise durch dieses Buch. Ich werde Ihnen die verschiedensten Aspekte zum Thema Trinkwasser vorstellen.

Der uralte und universelle Traum vom Jungbrunnen fasziniert die Menschheit seit jeher.

Der Traum vom Jungbrunnen ist wohl so alt wie die Menschheit. Auf der einen Seite des Brunnens steigt man hinein - mühsam, ungelenk, alt, verschrumpelt. Man taucht kurz unter, um dann auf der anderen Seite des Brunnens wieder herauszukommen: mit jugendlichem Elan, voller Spannkraft, Vitalität und Lebensfreude.

Dieses Buch zeigt den Weg zur Verwirklichung dieses Traums, indem es die Bedeutung von ionisiertem Wasser für die Hydratation des Körpers hervorhebt.

- Ein zentraler Aspekt dieses Weges ist molekularer Wasserstoff (H2), der durch moderne Wasseraufbereitungsanlagen erzeugt wird.

- Molekularer Wasserstoff entfaltet seine Wirkung durch seine antioxidativen, antiallergischen und Anti-Aging-Eigenschaften.

- Er reduziert Entzündungsprozesse im Körper, fördert die Gesundheit der Zellen und aktiviert deren Selbstheilungskräfte.

- In seiner Rolle als Energielieferant und Antioxidans ist H2 von unschätzbarem Wert für die Gesundheit des Körpers.

- Im Vergleich zu anderen Antioxidantien ist Wasserstoffgas besonders sicher, denn zahlreiche Studien belegen seine unbedenkliche Anwendung am Menschen.

- Seine Fähigkeit, schnell in das Gewebe einzudringen und sowohl wasser- als auch fettlöslich zu sein, macht H2 zu einem wirksamen Schutzschild für die Zellen.

Meine klare Botschaft an Sie lautet: Investieren Sie in eine medizinisch zertifizierte Wasseraufbereitungsanlage, die **„My-Aquawise"** erzeugt um von den gesundheitlichen Vorteilen des molekularen Wasserstoffs zu profitieren.

So eine Anlage ist der Schlüssel zu einem vitalen und gesunden Leben und kann als persönlicher Jungbrunnen dienen.

Um Ihnen dabei zu helfen, die richtige Anlage für Ihre individuellen Bedürfnisse zu finden, gehe ich in diesem Buch auf alle Parameter ein, die von Bedeutung sind.

Die lebensspendende Kraft des Wassers

Das Element Wasser - Quelle des Lebens - ist eine oft unterschätzte Kraft auf dem Weg zu ganzheitlicher Gesundheit. Als ich anfing, mich mit Gesundheitsfragen zu beschäftigen, wurde mir die Bedeutung des Wassers für den menschlichen Körper in seiner ganzen Tiefe bewusst.

Der menschliche Körper besteht zu einem erheblichen Teil aus Wasser, und es ist nicht übertrieben zu sagen, dass Wasser die Essenz des Lebens ist.

Ungefähr 60 bis 70 % unseres Körpers bestehen aus Wasser, und diese lebensspendende Flüssigkeit ist in nahezu allen Zellen, Geweben und Organen präsent.

Es mag auf den ersten Blick simpel erscheinen, aber die Art und Weise, wie das Wasser in unseren Körper gelangt und mit unseren Zellen interagiert, ist von entscheidender Bedeutung für unsere Gesundheit. Wasser ist nicht nur ein passiver Bestandteil unseres Körpers; es ist ein dynamischer Akteur, der eine Reihe lebenswichtiger Funktionen erfüllt.

Der Tanz des Wassers in unserem Körper

Unsere Zellen sind wie kleine Meisterwerke der Natur, und Wasser spielt in ihrem Funktionieren eine Schlüsselrolle. Durch den Prozess der körpereigenen Osmose gelangt My-Aquawise durch die Zellmembranen und unterstützt so den Transport von Nährstoffen und die Beseitigung von Abfallprodukten. Diese feine Balance ist entscheidend für das reibungslose Funktionieren unserer Zellen.

Der Wassergehalt in den Zellen beeinflusst auch maßgeblich ihre Struktur und Funktion. Eine ausreichende Flüssigkeitszufuhr fördert die Flexibilität der Zellmembranen und optimiert den Zellstoffwechsel. In meinem eigenen Lebensverlauf habe ich erkannt, wie wichtig es ist, meinem

Körper die notwendige Menge an My-Aquawise zuzuführen, um diese Prozesse zu unterstützen.

Wasser als Reinigungsquelle

Ebenso wie My-Aquawise die Zellen erreicht, spielt es eine entscheidende Rolle bei der Entgiftung des Körpers. Die Heilung von meinem Krebs hat mich gelehrt, wie wichtig es ist, Giftstoffe aus dem Körper zu entfernen. Wasser ist ein natürlicher Reiniger, der Giftstoffe aus dem Körper spült und so den Weg für eine ganzheitliche Heilung ebnet.

Die bewusste Wasserzufuhr

Meine persönlichen Erfahrungen haben mich gelehrt, dass die bewusste Steuerung meiner Wasserzufuhr einen erheblichen Einfluss auf meine Gesundheit hatte. Ein ausgewogenes Verhältnis zwischen My-Aquawise und wasserreichen Lebensmitteln war entscheidend, um meinen Körper zu unterstützen.

Auf meinem Weg der ganzheitlichen Heilung wurde mir klar, dass das Wasser nicht nur eine physische, sondern auch eine metaphorische Bedeutung trägt. Es symbolisiert Fluss, Reinigung und Erneuerung – ein stetiger Begleiter auf dem Pfad zurück ins Leben.

Ich möchte betonen, dass ich zu 100% davon überzeugt bin, dass das von mir selbst hergestellte My-Aquawise mit all seinen komplexen Eigenschaften mir geholfen hat, meine Krankheit zu überwinden. An dieser Stelle appelliere ich an alle gesunden Menschen, ihr eigenes Quellwasser zu Hause herzustellen, um ihre Gesundheit zu erhalten. Verwenden Sie für das Kochen, Backen, Kaffee, Tee oder zum Trinken ausschließlich Wasser, das sauber, rein, gesund, basisch, ionisiert, alkalisch und hexagonal in seinen Eigenschaften und Strukturen ist. Entscheiden Sie sich für Wasser mit kleinen Mikroclustern und einem negativen ORP-Wert (Oxidations-Reduktions-Potential). Die Wahl des richtigen My-Aquawise bildet die Grundlage für Gesundheit und Wohlbefinden. Stellen Sie Ihr eigenes Wasser zu Hause oder am Arbeitsplatz her

Wasser ist unser Lebenselixier.

Versorgen Sie Ihren Körper mit dem richtigen Wasser - so erhalten Sie Ihre Gesundheit.

Der Mensch besteht aus Wasser

Die Bedeutung der Wasserzufuhr für unseren Körper

Der menschliche Körper ist ein bemerkenswertes Zusammenspiel von Organen und Systemen, die alle auf einen lebenswichtigen Stoff angewiesen sind: **Wasser.** Von Geburt an bestehen unsere Zellen, Organe und Gewebe zu einem großen Teil aus Wasser. Doch wie verteilt sich das kostbare Nass in unserem Körper und warum ist es so wichtig für unsere Gesundheit und Vitalität?

Mit einem Wasseranteil von bis zu 95 Prozent bei der Geburt und immer noch beachtlichen 70 Prozent im Erwachsenenalter bildet Wasser die Grundlage unseres Seins. Es durchdringt jede Körperzelle und ermöglicht die lebenswichtige Kommunikation zwischen den Zellen. Wasser ist nicht nur unverzichtbar für die Funktion unserer Organe, sondern reguliert auch grundlegende Prozesse wie Stoffwechsel, Verdauung und Herz-Kreislauf.

Unser Körper ist ein wahres Wunderwerk, das täglich eine Vielzahl von Herausforderungen meistern muss. Wasser spielt eine zentrale Rolle beim Transport von Nährstoffen und Sauerstoff zu unseren Zellen und beim Abtransport von Abfallstoffen. Selbst unser Haar besteht zu einem großen Teil aus Wasser und kann bei unzureichender Flüssigkeitszufuhr trocken und brüchig werden.

Unser Gehirn, das pulsierende Zentrum unseres Daseins, besteht zu 85 Prozent aus Wasser und benötigt eine ständige Versorgung, um seine vielfältigen Funktionen erfüllen zu können. Schon ein geringer Flüssigkeitsmangel kann zu Kopfschmerzen, Müdigkeit und Konzentrationsschwäche führen.

Aber nicht nur das Gehirn, auch unsere anderen Organe wie Herz, Lunge, Leber und Nieren sind auf eine ausreichende Wasserzufuhr angewiesen, um optimal zu funktionieren. Auch unsere Muskeln, Knochen und die Haut profitieren von einer guten Hydration, um ihre Beweglichkeit, Stärke und Elastizität zu erhalten.

Deshalb ist es wichtig, unserem Körper täglich ausreichend Wasser zuzuführen. Als Faustregel gilt eine Zufuhr von etwa 30 ml Wasser pro Kilogramm Körpergewicht. Indem wir unseren Körper mit Flüssigkeit versorgen, schützen wir nicht nur wichtige Organfunktionen, sondern fördern auch unsere Gesundheit und Vitalität.

Trinken Sie ausreichend My-Aquawise, um Ihren Körper in Topform zu halten und das Beste aus Ihrem Leben zu machen.

Schauen Sie sich auf dem folgenden Bild an, wie sich das Wasser in unserem Körper verteilt.

Wie verteilt sich das Wasser in unserem Körper?

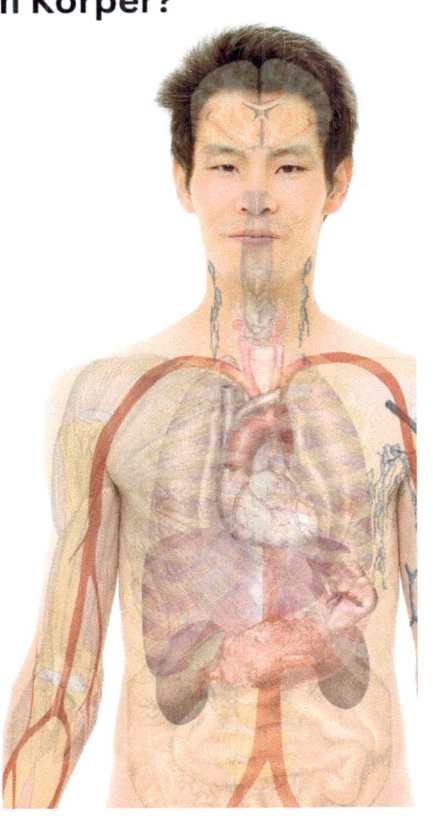

Haare = 10 %

Gehirn = 85 %

Augapfel = 99 %

Haut = 70 %

Lymphe = 96 %

Herz = 75 %

Lunge = 84 %

Blut = 83 %

Leber = 85 %

Niere = 83 %

Darm = 77 %

Muskeln = 75 %

Knochen = 25 %

Gelenke = 83 %

Unser Leitungswasser ist wie ein fauler Apfel

Stellen Sie sich vor, Sie halten einen Apfel in der Hand. Auf einer Seite des Apfels befindet sich eine große braune Stelle, die durch Oxidation entstanden ist. Instinktiv würden Sie diese Stelle großzügig entfernen, um den Rest der Frucht genießen zu können.

Bei unserem Leitungswasser kommt niemand auf die Idee, dass es die gleichen chemischen Eigenschaften wie ein fauler Apfel haben könnte. Warum nicht? Weil man es nicht sieht. Wir würden nur ein Glas Wasser wegschütten, das stinkt, trüb ist oder komisch aussieht. Nur weil das Wasser nicht offensichtlich braune Flecken hat wie ein fauler Apfel, reagieren wir nicht und übertragen das nicht auf unser wichtigstes Lebensmittel, das Wasser, wie wir es bei einem Apfel tun würden.

Wir Menschen reagieren immer sofort mit unseren fünf Sinnen, es sei denn, wir haben uns mit dem Problem beschäftigt und sind sensibilisiert. Das Phänomen, über das ich hier schreibe, sieht man nicht, man merkt es nicht sofort, sondern erst, wenn wir allmählich energielos und krank werden.

Da dieser Prozess des "Faulens" etwas kompliziert ist, versuche ich ihn so einfach wie möglich zu erklären, ohne dass wir Chemie oder Elektrotechnik studiert haben müssen.

Wir fangen also an, uns zu fragen: Was passiert in einem Apfel, wenn er anfängt, braune Flecken zu bekommen?

Die Analogie zwischen einem faulen Apfel und unserem Leitungswasser liegt im Redoxpotential. Das Redoxpotential ist ein Maß dafür, wie leicht ein Stoff Elektronen aufnehmen (Reduktion) oder abgeben (Oxidation) kann.

Ein frischer Apfel hat ein negatives Redoxpotenzial, da er viele Elektronen enthält. Im Laufe der Zeit beginnt der Apfel jedoch zu oxidieren, verliert Elektronen und verändert sich, was zu seinem Verfall führt. Das gleiche passiert mit unserem Leitungswasser. Wenn das Wasser viele Elektronen enthält, kann es als "*gesund*" angesehen werden. Wenn es jedoch oxidiert und Elektronen verliert, kann es weniger gesund sein.

Der Verfallsprozess des Apfels ist offensichtlich, da wir die braunen Flecken sehen können. Aber beim Leitungswasser können wir Veränderungen nicht visuell wahrnehmen. Wir würden nur Wasser wegwerfen, das schlecht riecht, trüb ist oder seltsam aussieht. Wasser mit einem ungünstigen Redoxpotenzial kann aber trotzdem gesundheitsschädlich sein, ähnlich wie ein fauler Apfel.

Das Redoxpotenzial ist daher ein wichtiger Aspekt, der unsere Wahrnehmung der Wasserqualität erweitern sollte. Ionisiertes Wasser mit einem optimalen Redoxpotential kann möglicherweise eine positive Wirkung auf unseren Körper haben, ähnlich dem Traum vom Jungbrunnen. Dieser Traum von jugendlicher Vitalität und Gesundheit bis ins hohe Alter ist keine Utopie, sondern kann durch die bewusste Wahl eines gesunden Wassers und Lebensstils näher rücken.

Wasser mit negativem Redoxpotenzial hat die Fähigkeit, Schadstoffe zu neutralisieren und unseren Körper in einen ausgeglichenen, alkalischen Zustand zu versetzen. Es ist wie ein Bodyguard für unsere Gesundheit, der uns vor den unsichtbaren Bedrohungen in unserem Trinkwasser schützt.

Durch die Wahl von Wasser mit negativem Redoxpotential tragen wir aktiv zur Verbesserung der Qualität unseres Trinkwassers und zur Förderung unserer Gesundheit bei. Es ist eine einfache, aber wirksame Maßnahme, die jeder von uns ergreifen kann, um sicherzustellen, dass unser wichtigstes Lebensmittel rein und gesund bleibt.

Warum habe ich Ihnen den Vergleich zwischen einem faulen Apfel und Leitungswasser erzählt?

In den meisten Regionen Europas - (*Die D-A-CH-Region ist von dieser Entwicklung nicht ausgenommen, sondern in besonderem Maße betroffen, auch wenn man uns sagt, wir hätten das beste Leitungswasser der Welt*) - hat das Leitungswasser ein viel schlechteres Redoxpotential als der faule Apfel. Was das für Ihre Gesundheit bedeutet, will ich an dieser Stelle gar nicht weiter ausführen, ich möchte Sie nur bitten, darüber nachzudenken.

Wenn Sie jetzt denken, Sie könnten auf Mineralwasser in Flaschen umsteigen, muss ich Sie auch enttäuschen, die Ergebnisse der Stiftung Warentest sprechen eine deutliche Sprache. Hier ist meiner Meinung nach jeder selbst gefordert, für sich und seine Familie eine Investition in Gesundheit und Wohlbefinden zu tätigen.

Lesen Sie die einzelnen Kapitel dieses Buches und machen Sie sich selbst ein Bild von der Qualität unseres Trink- und Brauchwassers.

Zusammenfassung:

- Redoxpotenzial bezieht sich darauf, wie leicht eine Substanz Elektronen aufnehmen oder abgeben kann.

- Reduktion bedeutet, Elektronen aufzunehmen, während Oxidation bedeutet, Elektronen abzugeben.

- Oxidation kann zu Veränderungen oder Abbau von Substanzen führen, während Reduktion sie reparieren oder aufbauen kann.

- Wenn ein Apfel altert, oxidiert er und verliert Elektronen, was zu seinem Verfall führt.

- Ähnlich wie bei einem Apfel kann sich auch die Spannung von Wasser ändern, je nachdem, wie viele Elektronen es enthält.

- Wenn Wasser viele Elektronen hat, kann es als "*gesund*" betrachtet werden.

- Wenn es oxidiert wird und Elektronen verliert, kann es weniger gesund sein.

Mineralwasser

Ich werde kurz auf das Thema Mineralwasser in Flaschen eingehen. Dabei werde ich sowohl auf die gesetzlichen Anforderungen als auch auf mögliche Risiken eingehen.

Mineralwasser unterliegt besonderen gesetzlichen Bestimmungen, die sicherstellen sollen, dass es aus geschützten unterirdischen Quellen stammt und seine Zusammensetzung konstant bleibt. Dazu gehört auch eine umfassende Kontrolle verschiedener Parameter, einschließlich mikrobiologischer Anforderungen, um die Sicherheit des Wassers zu gewährleisten. Amtliche Anerkennungen sind erforderlich, um Mineralwasser in den Handel zu bringen, und beinhalten intensive geologische, chemische und hygienische Untersuchungen.

Trotz dieser Vorschriften gibt es jedoch Lücken bei den Tests, insbesondere in Bezug auf Uran und andere potenziell gefährliche Verunreinigungen. Außerdem zeigen Untersuchungen, dass viele Mineralwässer nur auf eine begrenzte Anzahl von Schadstoffen getestet werden, was die Verbraucher verunsichern kann.

Ein weiterer Aspekt, der hervorgehoben werden muss, ist die Umweltbelastung durch die Herstellung und den Transport von Flaschenwasser im Vergleich zu Leitungswasser. Studien zeigen, dass die Herstellung von Flaschen und der Transport von Wasser einen erheblichen ökologischen Fußabdruck hinterlassen, während Leitungswasser eine wesentlich umweltfreundlichere Option darstellt.

Wir werfen auch einen Blick auf die Geschäftspraktiken einiger Unternehmen, insbesondere Nestlé, die Wasserrechte erwerben und Wasser aus knappen Ressourcen pumpen, um es zu vermarkten. Dies hat nicht nur Auswirkungen auf die Umwelt, sondern kann auch zu lokalen Wasserproblemen führen.

Zusammenfassend lässt sich sagen, dass Mineralwasser in Flaschen zwar eine bequeme Option sein kann, Verbraucher sich jedoch der möglichen Risiken und Umweltauswirkungen bewusst sein und alternative Quellen wie Leitungswasser in Betracht ziehen sollten.

Während ich heute, am 25.04.2024, diese Zeilen schreibe, erreicht mich folgende Meldung: **„Wegen Fäkalbakterien vernichtet Nestlé 40 Millionen Wasserflaschen"**.

Der Nestlé-Konzern hat einen Teil seiner Mineralwasserproduktion der Marke Perrier vernichtet. Wie aus einem Erlass der Präfektur des Départements Gard hervorgeht, darf die betroffene Abfüllanlage in Südfrankreich bis auf weiteres nicht genutzt werden. Glücklicherweise wurden diese Fäkalbakterien „zufällig" entdeckt. Ich frage mich, ob das ein Einzelfall war? Damit meine ich nicht, dass der Nestlé-Konzern so viele Flaschen vernichtet hat, sondern wie oft diese Fäkalbakterien schon in den schönen grünen Flaschen waren.

Quelle: https://www.heute.at/s/nestle-vernichtet-40-millionen-wasserflaschen-120033286

Leitungswasser

Die Wahrheit über unser Leitungswasser

Ein Blick hinter die Kulissen.

Wasser ist die Grundlage unseres Lebens und die Qualität dessen, was aus unserem Wasserhahn fließt, sollte von höchster Bedeutung sein. Doch wie sieht es wirklich aus mit dem Wasser, das wir täglich trinken und verwenden?

In Europa wird das Leitungswasser regelmäßig auf verschiedene Stoffe und Chemikalien hin untersucht. Chlor wird oft als Desinfektionsmittel verwendet, um das Wasser sauber zu halten, aber die Auswirkungen dieser Chlorierung auf unsere Gesundheit sind eine Frage, die viele von uns beschäftigt.

Es gibt Studien über Fremdstoffe im Leitungswasser, aber sind sie ausreichend bekannt? Es gibt Diskussionen über die Aufbereitung von Wasser für den menschlichen Gebrauch, aber wo sind die Fakten?

Es heißt, dass das Leitungswasser strengen Vorschriften unterliegt, aber wie streng sind diese Vorschriften wirklich? Und reichen sie aus, um unsere Gesundheit zu schützen?

Leitungswasser kann je nach Region unterschiedliche Ablagerungen und Mineralien enthalten. Doch wie wirkt sich das auf unsere Gesundheit aus und welche Schadstoffe können sich darin verbergen?

Die Diskussion um Grenzwerte wird immer wieder geführt. Reichen die aktuellen Werte aus, um uns vor Gefahren zu schützen, oder wurden sie im Laufe der Zeit angepasst, um ein bestimmtes Image aufrechtzuerhalten?

Tatsache ist, dass unser Leitungswasser nicht so rein ist, wie es oft dargestellt wird. Trotz strenger Kontrollen und Untersuchungen können potenziell gesundheitsschädliche Stoffe enthalten sein.

Es ist an der Zeit, die Wahrheit über unser Leitungswasser zu erfahren und sich bewusst zu machen, was wir täglich zu uns nehmen. Nur wenn wir die Fakten kennen, können wir die notwendigen Schritte unternehmen, um unsere Gesundheit zu schützen und eine bessere Wasserqualität für alle zu gewährleisten.

Es wird von Wissenschaftlern berichtet, dass unser Leitungswasser mittlerweile mit bis zu 20 bis 30.000 Stoffen belastet ist. In Deutschland kontrolliert der Gesetzgeber lediglich 36 Stoffe im Leitungswasser.

Dahinter verbirgt sich meiner persönlichen Meinung nach die Maxime: "*Was Du nicht weißt, kannst Du auch nicht wissen*" oder treffender ausgedrückt: "*Was Du nicht kontrollierst, kannst Du auch nicht finden*".

Aber warum ist das so?

Das Statistische Bundesamt (Destatis) veröffentlicht Daten, die zeigen, dass jeder Einwohner in Deutschland durchschnittlich 128 Liter Wasser pro Tag verbraucht. Davon wird nur ein Liter pro Person als reines Trinkwasser genutzt. Ausgehend von diesen Zahlen argumentieren die "Entscheider": *Warum sollen wir uns um einwandfreies Trinkwasser bemühen, wenn es doch letztlich für die Toilettenspülung, zum Wäschewaschen oder zum Duschen und Baden verwendet wird?*

Es ist jedoch wichtig zu erkennen, dass diese Belastungen unsere Gesundheit beeinträchtigen können. Jeder Einzelne von uns ist daher gefordert, aktiv zu werden und Maßnahmen zu ergreifen, um für sich und seine Familie gesundes Wasser zu gewährleisten. Aus diesem Grund haben wir "My-Aquawise" für unseren Haushalt gekauft.

Ich halte es für sehr wichtig, dass sich jeder Leser dieses Textes bewusst wird, dass persönliches Handeln unerlässlich ist, um die eigene Gesundheit zu schützen.

Wasserfilter

Eine Schritt-für-Schritt-Lösung für Gesundheit und Nachhaltigkeit. In einer Welt, in der die Qualität des Trinkwassers oft fragwürdig ist, suchen viele Menschen nach Lösungen, um sich und ihre Familien zu schützen. Wasserfilter bieten eine verlockende Möglichkeit, potenziell schädliche Verunreinigungen zu reduzieren und gleichzeitig die Umwelt zu schonen. Bevor man sich jedoch von vollmundigen Versprechungen und Marketingtaktiken blenden lässt, ist es wichtig, die Fakten zu kennen.

Die Vielfalt an Wasserfiltern auf dem Markt kann überwältigend sein, aber sie lassen sich grob in verschiedene Typen einteilen, von Aktivkohle über Umkehrosmose bis hin zu UV-Systemen. Jeder Filtertyp hat seine eigenen Vor- und Nachteile, und es ist wichtig, die Bedürfnisse Ihres Haushalts und die Qualität Ihres Leitungswassers zu berücksichtigen.

Es ist verlockend, sich von eindrucksvollen Marketingaussagen wie *"filtert über 100 Schadstoffe"* oder *"höchste Wasserqualität"* überzeugen zu lassen. Doch hinter diesen Versprechungen verbergen sich oft unklare Angaben über die tatsächliche Filterleistung und mögliche Risiken.

Untersuchungen wie die der Stiftung Warentest zeigen, dass Wasserfilter nicht immer halten, was sie versprechen. Die Ansammlung von Bakterien und Keimen im Filter kann zu Gesundheitsrisiken führen und viele handelsübliche Filter entziehen dem Wasser auch wertvolle Mineralstoffe.

Bevor Sie in einen Wasserfilter investieren, empfehlen wir Ihnen, sich gründlich zu informieren und gegebenenfalls fachlichen Rat einzuholen. Ein bewusster Umgang mit Trinkwasser und eine bewusste Entscheidung können dazu beitragen, nicht nur die eigene Gesundheit, sondern auch die Umwelt zu schützen.

Verschiedene Wasserbehandlungsmethoden

Ionisiertes Wasser:

Erklärung der Methoden und potenzielle Auswirkungen auf die Wasserqualität.

Funktionsweise eines Wasserionisierers:

Ionisiertes Wasser, erzeugt mithilfe von Wasserionisierern, ist ein Thema von wachsendem Interesse für Menschen, die ihre Trinkwasserqualität verbessern möchten. Doch wie funktioniert diese Technologie genau und welche potenziellen Auswirkungen hat sie auf die Wasserqualität?

Die Grundlage der Ionisierung liegt in der Elektrolyse, einem Prozess, bei dem Wasser in seine sauren und alkalischen Komponenten aufgespalten wird. Dies geschieht durch den Durchfluss von Wasser an entgegengesetzten Platinelektroden, die einem Gleichstrom ausgesetzt sind. Durch diese Reaktion entstehen H+-Ionen und OH--Ionen, die den pH-Wert des Wassers beeinflussen. Das Ergebnis sind saure und basische Wasserfraktionen mit pH-Werten im Bereich von 2,5 bis 11,5. (je nach Qualität des Gerätes!)

Bei der Elektrolyse bewegen sich die Wasserstoffionen zu den Kathoden (– geladene Elektroden), wo sie Elektronen aufnehmen und zu molekularem Wasserstoff (H_2) reagieren. Dies erhöht den pH-Wert des Wassers und macht es alkalisch. Umgekehrt geben die Hydroxidionen, die sich zu den Anoden (+ geladene Elektroden) bewegen, Elektronen ab und bilden Sauerstoff (O_2), was das Wasser saurer macht. Membranen trennen die sauren und alkalischen Wasserfraktionen voneinander, und sie werden über separate Schläuche abgegeben.

Insgesamt bietet die Ionisierung von Wasser eine Möglichkeit, den pH-Wert zu modifizieren und potenziell die Trinkwasserqualität zu verbessern. Es ist wichtig, jedoch die Technologie und ihre potenziellen Auswirkungen genau zu verstehen, bevor man sich für ihren Einsatz entscheidet. Suchen Sie sich einen kompetenten Ansprechpartner, der Ihnen alle Funktionen erklären kann. Wie bereits erwähnt, beraten wir Sie kostenlos über alle Leistungsmerkmale. Eine solche Anlage kauft man nicht auf gut Glück. Man muss die Zusammenhänge der körpereigenen pH-Werte kennen und verstehen.

Ionisiertes, basisch-wasserstoffreiches Wasser:

Anwendung und mögliche gesundheitliche Vorteile

In der Welt des Trinkwassers gibt es eine faszinierende Variante, die immer mehr Aufmerksamkeit auf sich zieht: **ionisiertes, basisch wasserstoffreiches Wasser**. Seine Anwendungsmöglichkeiten reichen von der Desinfektion von Obst und Gemüse bis hin zur möglichen Unterstützung des menschlichen Stoffwechsels.

Die heilende Wirkung von ionisiertem Wasser auf den menschlichen Körper wird seit langem diskutiert. Es wird vermutet, dass ionisiertes Wasser den Stoffwechsel anregt und dem Körper hilft, Nährstoffe effizienter aufzunehmen. Insbesondere basisches Wasser versorgt den Körper mit Elektronen, die der Gesundheit förderlich sind.

Die Vorteile von basischem Wasser reichen von der Regulierung des Säuregehalts im Körper bis hin zur Verringerung von oxidativem Stress. Es wird sogar zur Behandlung von Krankheiten eingesetzt, die auf eine Übersäuerung des Körpers zurückzuführen sind.

Die Symptome einer Übersäuerung sind vielfältig und reichen von Sodbrennen bis hin zu vorzeitigen Alterungserscheinungen. Basisches Wasser mit einem pH-Wert zwischen 8 und 9 kann dazu beitragen, den Flüssigkeitshaushalt des Körpers zu verbessern und verschiedene Beschwerden zu lindern.

Auch die Entgiftung des Körpers spielt eine wichtige Rolle. Durch eine ausreichende Flüssigkeitszufuhr mit basischem Wasser und ungesüßtem Tee kann der Körper entsäuert werden. Diese Flüssigkeiten helfen dem Körper, seinen leicht basischen pH-Wert zu halten und Säuren zu neutralisieren.

Von besonderem Interesse ist die Rolle des molekularen Wasserstoffs, der in wasserstoffreichem Wasser enthalten ist. Aufgrund seiner einzigartigen physikalisch-chemischen Eigenschaften gelangt molekularer Wasserstoff schnell in die Zellen und unterstützt dort verschiedene Stoffwechselprozesse. Lassen Sie sich zu diesem Thema beraten, Sie werden überrascht sein, wie einfach es ist, Ihren Körper perfekt zu hydrieren. Meine Kontaktdaten finden Sie auf Seite 2 dieses Buches.

Insgesamt bietet ionisiertes, basisches, wasserstoffreiches Wasser eine spannende Möglichkeit, die Gesundheit zu fördern und den Körper bei der Bewältigung verschiedener Herausforderungen zu unterstützen.

Umkehrosmoseanlagen

Funktion, Vor- und Nachteile, potenzielle Gesundheitsrisiken.

Funktion von Umkehrosmoseanlagen:

Die Funktion einer Osmoseanlage ist grundlegend für die Reinigung von Wasser und die Entfernung von Verunreinigungen. Im herkömmlichen Sinne nutzt sie den natürlichen Prozess der Osmose, der bereits in der Natur vorkommt. Unter Osmose versteht man den Konzentrationsausgleich zwischen zwei Flüssigkeiten durch eine semipermeable Membran. Dabei wandern Ionen von der Seite mit der höheren Konzentration zur Seite mit der niedrigeren Konzentration, bis ein Gleichgewicht erreicht ist.

Umkehrosmoseanlagen, eine spezielle Art von Osmoseanlagen, nutzen diesen Prozess, um Wasser von Verunreinigungen zu befreien. Sie arbeiten mit einer halbdurchlässigen Membran, die nur Wassermoleküle passieren lässt, während Schwermetalle, Chemikalien, Salze und Mikroorganismen zurückgehalten werden. Das gereinigte Wasser passiert die Membran, während die Verunreinigungen als Abwasser abfließen.

Der Schlüsselmechanismus hinter der Funktionsweise einer Umkehrosmoseanlage ist die Filtration durch die Membran. Durch ihre sehr feinen Poren können nur Wassermoleküle passieren, wodurch sich die Konzentration des Wassers auf einer Seite der Membran erhöht und Abwasser entsteht. Im Gegensatz zur natürlichen Osmose, die auf einem Konzentrationsausgleich beruht, wird bei der Umkehrosmose die Konzentration erhöht, indem Wasser von einer Seite der Membran auf die andere gedrückt wird.

Obwohl Umkehrosmoseanlagen sehr effizient sind und sehr reines Wasser produzieren, ist zu beachten, dass sie auch Mineralien entfernen, die für den menschlichen Körper lebenswichtig für die Gesundheit sind. Es ist daher ratsam, solche Anlagen mit Bedacht einzusetzen.

Osmosewasser - das gesunde Trinkwasser. Stimmt das?

Um Sie weiterhin neutral zu informieren, möchte ich Ihnen etwas über die viel gepriesenen Osmoseanlagen schreiben:

Das lesen oder hören Sie, wenn Sie sich im Internet oder im Fachhandel über Osmosewasser informieren:

„Wir empfehlen Ihnen, auf Ihre Gesundheit zu achten und Osmosewasser zu trinken. Osmosewasser - das ge-

sunde Trinkwasser. Osmosewasser zu trinken ist eine gute Möglichkeit, die Gesundheit zu verbessern und damit das Wohlbefinden zu steigern. Neben der schon oft beschriebenen Schadstoffreduzierung durch die Herstellung von nahezu schadstofffreiem Wasser wird auch die Salzkonzentration im Wasser reduziert."

Das klingt gut. Aber bitte recherchieren Sie weiter! Lassen Sie sich nicht von Werbeslogans täuschen.

Unabhängige Ärzte & Wissenschaftler zur Osmose

*„Schon geringe Veränderungen der Nahrungsaufnahme (verminderter Appetit oder Durchfall) und fortgesetztes Trinken von Osmosewasser können zu **lebensbedrohlichen** Veränderungen der Blutzusammensetzung, der Gewebsflüssigkeit und der intrazellulären Flüssigkeit führen."*

Was soll ich dazu sagen?

Osmosewasser ist ein alter Hut, eine Technologie aus dem letzten Jahrhundert. Es gibt keinen wissenschaftlichen Beweis dafür, dass Wasser aus Umkehrosmoseanlagen, dauerhaft getrunken, die Gesundheit fördert. Im letzten Jahrhundert wurde die Bibel der Befürworter von Umkehrosmoseanlagen geschrieben und definiert, dass ein sehr gut entgiftendes und entschlackendes Wasser einen Leitwert von 0 bis 80 ppm haben muss. An diese Vorgaben glauben die Osmosejünger auch heute noch.

Man definierte das damalige Denken wie folgt: Der optimale Leitwert liegt nach Prof. Dr. Louis Claude Vincent

(Universität Paris) unter 130 µS (MicroSiemens). Da aber bis 2001 kein Wissenschaftler der Welt genau wusste, wie Wasser durch Zellwände dringt, hatte man sich international darauf geeinigt, dass Wasser im menschlichen Körper nur durch Diffusion ausgetauscht werden kann. Das war ein Denkfehler, der auch heute noch von vielen Befürwortern von Osmoseanlagen gemacht wird.

In diesem Zusammenhang möchte ich Max Planck zitieren, der sagte:

> *„Jede neue Erkenntnis muss zwei Hürden überwinden: das Vorurteil der Fachleute und das Beharrungsvermögen eingefahrener Denkweisen. Irrlehren in der Wissenschaft brauchen 50 Jahre, um ausgerottet zu werden, weil nicht nur die alten Professoren, sondern auch ihre Schüler aussterben müssen!".*

Ich möchte Sie warnen, spielen Sie nicht Russisch Roulette mit Ihrem Trinkwasser. Lassen Sie sich nicht von den Verkäufern täuschen. Es geht um Ihr Leben und Ihre Gesundheit. Vertrauen Sie BITTE keinen schönen Bildern und Prospekten, vertrauen Sie nur Produkten mit dem ISO 13485 Zertifikat. Die internationale Norm ISO 13485 beschreibt und definiert die Anforderungen an ein umfassendes Qualitätsmanagementsystem für die Entwicklung und Herstellung von Medizinprodukten. Nur ein so zertifiziertes Produkt kann sicher als Medizinprodukt eingesetzt werden. Das damit hergestellte Medium kann bedenkenlos konsumiert werden.

Zwei Wissenschaftler entdeckten 2001 die Aquaporine und erhielten dafür 2003 den Nobelpreis. **Was sind Aquaporine?** Sie sind die Tore und Kanäle der Zellen. Diese Kanäle dienen dazu, dass Wassermoleküle in der richtigen Struktur (maximal sechseckig) die Zellwand passieren können.

Zum anderen haben die beiden Nobelpreisträger so genannte *"Protonenschranken"* entdeckt. Diese Protonenschranken sind und waren das Ende für ein Wasser mit besonders niedrigem Mikrosiemens, wie z.B. Umkehrosmosewasser. **Dieses Wasser dringt nachweislich nicht in die Zellen ein!**

Wasser aus einer Umkehrosmoseanlage hat automatisch einen sehr hohen Elektronenmangel (extreme Defizite) und damit einen extremen Protonenüberschuss, der 50% über dem von Trinkwasser liegt. Der Wassertransport in und aus der Zelle erfolgt immer über die Protonenschranke. Ist das Wasser protonenreich, dann verhindert die Protonenschranke den Wassertransport in die Zellen und der Mensch trocknet aus und altert.

Mineralien im Umkehrosmosewasser sind nicht bioverfügbar, wenn sie nachträglich zugesetzt werden.

Dazu braucht es genügend Hydroxide (Formel: OH-). Das Umkehrosmosewasser saugt alle Mineralien aus dem Körper und schadet so dem Organismus.

Für mich gibt es nur 2 denkbare Situationen, in denen ich für kurze Zeit Osmosewasser trinken würde:

1. Nach einer Naturkatastrophe, wenn das gesamte Trinkwasser verseucht ist und Grund gereinigt werden muss, damit man nicht krank wird.

oder

2. Wenn ich zum Mars fliege und man aus dem Urin der Passagiere wieder Wasser herstellt, damit man nicht dehydriert.

Solange das nicht der Fall ist, trinken wir - meine Frau und ich - jeden Tag ein köstliches, ionisiertes, gesundes Wasser, das uns vor freien Radikalen schützt und uns ausreichend mit Flüssigkeit versorgt.

Ich bin der festen Überzeugung, dass diejenigen, die Umkehrosmoseanlagen verkaufen und befürworten, möglicherweise nicht vollständig darüber informiert sind, welche Art von Wasser unser Körper wirklich braucht, um richtig hydriert zu sein. Es ist allgemein bekannt, dass unser Körper natürliche Mineralien und ein Wasser braucht, das unsere Zellen optimal mit Feuchtigkeit versorgt.

Ich habe dieses Buch als Ratgeber für alle erstellt, die sich für sauberes Trinkwasser interessieren. Dabei lege ich großen Wert darauf, dass mein Team und ich nur über medizinisch zertifizierte Geräte informieren, die den Genuss von Wasser in höchster Qualität ermöglichen. Bei Interesse können Sie uns gerne über unsere Website kontaktieren Selbstverständlich ist jede Beratung für Sie kostenlos.

Weitere Wasserbehandlungstechnologien und -methoden

Hydrogen Infusion Machine (HIM)

Die Hydrogen Infusion Machine (HIM) behauptet, durch eine moderne Elektrolyse Wasserstoffwasser zu erzeugen und gleichzeitig sauberes Wasser zu filtern. Es wird darauf hingewiesen, dass das Wasserstoffwasser gesundheitliche Vorteile bieten soll, die auf Studien über die Wirkung von molekularem Wasserstoffgas bei der Reduzierung von Sauerstoffradikalen beruhen. Das HIM arbeitet mit Ultrafiltration und einem H_2-Generator, der Wasser in Sauerstoff und Wasserstoff aufspaltet. Es wird betont, dass unabhängig von der Wasserhärte immer ein hoher H_2-Gehalt im Wasser erhalten bleibt. Trotz der angepriesenen Vorteile wird empfohlen, sich vor einer Investition in ein HIM gründlich zu informieren und gegebenenfalls fachlichen Rat einzuholen, um fundierte Entscheidungen zu treffen, die sowohl die eigene Gesundheit als auch die Umwelt schützen.

Trotz der angepriesenen Vorteile dieser Technologie und der möglichen gesundheitlichen Auswirkungen von Wasserstoffwasser habe ich ein ungutes Gefühl bei dieser Technologie und würde es niemals unterstützen oder kaufen.

Dieser Vorbehalt resultiert aus einem Gefühl der Skepsis und aus Zweifeln an der Echtheit und Wirksamkeit der angepriesenen Effekte, da keine wissenschaftlichen Beweise vorliegen.

Wasserstoff-Wasser-Generator

Wasserstoff-Wasser-Generatoren nutzen eine innovative Technologie namens Elektrolyse, um Wasserstoffgas aus deionisiertem Wasser zu erzeugen. Dieser Prozess findet in einer speziellen Polymermembranzelle statt, die als PEM bezeichnet wird. Die Elektroden in der Zelle erzeugen Wasserstoffmoleküle, die dem Wasser zugesetzt werden. Das so gewonnene Wasser, auch Wasserstoffwasser genannt, bietet zahlreiche gesundheitliche Vorteile. Es kann die Haut straffen, die Augen befeuchten und das Herz unterstützen. Außerdem regt es den Stoffwechsel an und fördert die Muskelregeneration, insbesondere nach körperlicher Anstrengung. Die antioxidativen Eigenschaften des Wasserstoffs bleiben über einen gewissen Zeitraum erhalten und können in luftdicht verschlossenen Behältern aufbewahrt werden.

Bei der Auswahl eines Wasserstoff-Wasser-Generators ist es wichtig, auf Zertifizierungen und Qualitätsstandards zu achten, um eine zuverlässige und effektive Lösung zu gewährleisten.

Enthärtungs- und Entkalkungsanlagen.

Enthärtungs- und Entkalkungsanlagen sollen in der Welt der Wasseraufbereitungstechnik eine entscheidende Rolle spielen, insbesondere bei der Pflege und dem Schutz Ihrer Trinkwasserinstallation. Eine Enthärtungsanlage entfernt die härtebildenden Ionen, während eine Entkalkungsanlage den Kalk im Wasser belässt, aber verhindert, dass er sich in den Leitungen ablagert.

Es gibt jedoch einige Aspekte zu beachten.

Enthärtungsanlagen können die Hygiene des Trinkwassers beeinträchtigen, die Natriumkonzentration erhöhen und den Geschmack beeinflussen. Dennoch ist ihr Einsatz sinnvoll, wenn der Härtegrad des Leitungswassers hoch ist und die Lebensqualität beeinträchtigt.

Eine Entkalkungsanlage hingegen benötigt wenig Energie und kann Kalkablagerungen wirksam verhindern. Diese Geräte sind in verschiedenen Preisklassen erhältlich, wobei die Kosten von den Funktionen und der Qualität abhängen.

Es ist wichtig zu betonen, dass enthärtetes Wasser immer noch sicher zu trinken ist, da nur Kalzium- und Magnesiumionen durch Natriumionen ersetzt werden. Der Natriumgehalt erhöht sich nur geringfügig, während der Geschmack unverändert bleibt.

Letztendlich hängt die Wahl zwischen Enthärtungs- und Entkalkungsanlagen von den individuellen Bedürfnissen und Vorlieben ab. Eine gründliche Analyse der Wasserhärte und der Nutzungsgewohnheiten ist ratsam, um die optimale Lösung für Ihre Trinkwasseranforderungen zu finden.

Persönliche Anmerkung: Meine Ablehnung von Enthärtungs- und Entkalkungsanlagen beruht auf der Überzeugung, dass Kalk nicht schädlich ist. Ich ziehe es vor, die natürlichen Mineralien im Wasser zu belassen, ohne sie zu entfernen oder zu verändern, weil ich weiß, dass wir nur gesund leben können, wenn wir natürliche Mineralien zu uns nehmen.

Wasserenergetisierung und -behandlung

Viktor Schauberger und Wasseraufbereitung

Viktor Schauberger, ein österreichischer Förster und visionärer Denker, hinterließ ein erstaunliches Vermächtnis auf dem Gebiet der Wasserforschung und -aufbereitung. Der 1885 geborene Schauberger erlangte durch seine lebenslange Verbundenheit mit der Natur und seine innovative Herangehensweise an die Bewegung des Wassers weltweite Anerkennung.

Seine bahnbrechenden Erfindungen und Theorien zur Wasseraufbereitung basierten auf dem Prinzip der Implosion, das er im Gegensatz zur zerstörerischen Energie von Explosionen sah. Schauberger erkannte die spiralförmige Bewegung des Wassers als natürliche Ordnung und entwickelte den Wasserwirbler, ein Gerät, das die natürliche Bewegung des Wassers nachahmt und seine energetische Ladung wieder herstellt.

Durch den Einsatz des Wasserwirblers wurde das Wasser nicht nur geschmacklich verbessert, sondern auch in seiner Struktur verändert, was zu einem gesünderen und vitaleren Trinkwasser führte.

Seine Erkenntnisse und Erfindungen fanden nicht nur in der Trinkwasseraufbereitung Anwendung, sondern auch in der Regeneration natürlicher Gewässer und Biotope.

Schaubergers Erbe inspiriert auch heute noch Forscher und Techniker, die nach nachhaltigen Lösungen für die Wasserversorgung und -aufbereitung suchen. Seine Botschaft, die Natur zu verstehen und sie zu imitieren, um mit ihr in Harmonie zu leben, bleibt eine Quelle der Inspiration für alle, die sich für die Zukunft unserer Wasserressourcen einsetzen.

Selbst in der modernen Wasserforschung und -technologie finden Schaubergers Prinzipien und Erkenntnisse Anwendung, insbesondere bei der Entwicklung umweltfreundlicher Wasseraufbereitungssysteme und der Gestaltung nachhaltiger Wasserversorgungssysteme. Sein Vermächtnis lebt weiter, denn seine Ideen tragen dazu bei, die Herausforderungen im Umgang mit Wasser zu meistern und eine nachhaltige Zukunft für kommende Generationen zu gestalten.

Wasser energetisieren und verblüffende Fakten darüber

Der Wunsch nach energetisiertem Wasser ist weit verbreitet, aber die Konzepte dahinter werden oft missverstanden. Energetisierung, Belebung und Strukturierung sind Begriffe, die in der Welt des gesunden Trinkwassers häufig auftauchen, von Chemikern aber oft als esoterischer Unsinn abgetan werden.

Aber nur weil etwas chemisch nicht nachweisbar ist, heißt das nicht, dass es nicht existiert.

Bei der Energetisierung von Wasser geht es darum, die Eigenschaften des Wassers so zu verändern, dass die Lebensprozesse verbessert werden und die Lebewesen, die das

Wasser zu sich nehmen, vitaler und gesünder werden. Dies steht im Gegensatz zur physikalischen Definition von Energie und zeigt, dass Wasser mehr ist als nur H2O.

Forschungsergebnisse von Wissenschaftlern wie Dr. Masaru Emoto und Professor Gerald Pollack geben faszinierende Einblicke in die Komplexität des Wassers.

Emotos Kristallbilder zeigen, wie Wasser durch Informationen und menschliche Stimmungen beeinflusst wird, während Pollack Grenzflächen im Wasser identifizierte, die eine entscheidende Rolle für seine Eigenschaften spielen.

Die Vorstellung, dass Wasser Informationen in flüssigkristallinen Strukturen speichern kann, eröffnet neue Perspektiven, auch wenn dies wissenschaftlich noch nicht vollständig abgesichert ist. Methoden wie Wasserwirbel, Edelsteine und Resonanzverfahren bieten Ansätze, Wasser zu energetisieren und zu strukturieren, wodurch es möglicherweise für den menschlichen Organismus und die Umwelt nützlicher wird.

In einer Zeit, in der die Bedeutung von Wasser für unsere Gesundheit und unser Wohlbefinden immer mehr in den Vordergrund rückt, ist es wichtig, ein tieferes Verständnis für die Komplexität dieses lebenswichtigen Elements zu entwickeln und Möglichkeiten zu erforschen, wie wir es optimal nutzen können.

Masaru Emoto und seine Arbeit zur Wasserkristallbildung.

Der japanische Parawissenschaftler und Wasserforscher Masaru Emoto wurde durch seine bahnbrechenden Arbeiten über die Entstehung von Wasserkristallen weltweit bekannt. Durch das Fotografieren von gefrorenen Wasserkristallen entdeckte er deren erstaunliche Vielfalt und Sensibilität gegenüber Umwelteinflüssen wie Musik, Sprache und Emotionen. Emotos Experimente zeigten, dass Wasser nicht einfach ein Molekül ist, sondern ein Gedächtnis hat und auf seine Umgebung reagiert.

Seine Forschungen ergaben, dass Wasser bei positiven Einflüssen schöne, symmetrische Kristalle bildet, während es bei negativen Einflüssen unregelmäßige oder beschädigte Strukturen annimmt. Diese Erkenntnisse legen nahe, dass Wasser nicht nur eine physikalische Substanz ist, sondern auch ein Bewusstsein besitzt, das auf energetischer Ebene mit menschlichen Emotionen interagiert.

Emotos Arbeit löste Kontroversen aus, da seine Experimente in einigen wissenschaftlichen Kreisen als esoterisch angesehen wurden. Dennoch fanden seine Ideen und Erkenntnisse in der Esoterik und der alternativen Medizin großen Anklang. Sie dienten als Grundlage für die Entwicklung von Techniken zur "Belebung" von Wasser, auch wenn sie von der etablierten Wissenschaft oft angezweifelt wurden.

Unabhängig von der Debatte um seine Methoden bleibt Emotos Vermächtnis als Pionier in der Erforschung der vermeintlichen Bewusstseinseigenschaften des Wassers. Seine Arbeit erinnert uns daran, über die Beziehung zwischen Mensch und Natur nachzudenken und vielleicht neue Wege zu finden, um die Qualität und Energie unseres Trinkwassers zu verbessern.

Wenn ich mein Trinkwasser frisch zapfe, entfernt My-Aquawise alle Informationen aus dem Leitungswasser und schafft so eine reine und energetisierte Basis für meine tägliche Flüssigkeitszufuhr.

Durch die Anwendung von Frequenzen, die das Wasser beleben und harmonisieren, habe ich persönlich eine positive Veränderung meines Wohlbefindens festgestellt. Die regelmäßige Behandlung meines Wassers mit ausgewählten Frequenzen hat dazu beigetragen, meine Energie zu steigern und meine Vitalität zu verbessern.

Die sanften Schwingungen der Frequenzen, denen ich mein Wasser unterziehe, wirken sich nicht nur auf die physikalische Struktur des Wassers aus, sondern auch auf meine eigene körperliche und geistige Verfassung. Ich fühle mich vitaler, ausgeglichener und gestärkter, seit ich diese Praxis in meinen Alltag integriert habe.

Die wohltuende Wirkung dieser frequenzbasierten Wasserbehandlung ist für mich spürbar und zu einem unverzichtbaren Bestandteil meiner täglichen Routine geworden. Ich empfinde tiefe Dankbarkeit dafür, dass ich mit dieser einfachen Methode mein Wohlbefinden auf natürliche Weise unterstützen kann.

Gerne erkläre ich Ihnen in einem persönlichen Gespräch, wie Sie Frequenzen ins Wasser bringen können. Ich verwende ein Wassermodul, das 24 Programme enthält, die mein Trinkwasser mit quantenanalytischen Frequenzen informieren. Damit erreiche ich eine Veränderung der kohärenten Quantenstruktur des Wassers zur Harmonisierung des bioenergetischen Feldes für die unterschiedlichsten Anwendungen.

Professor Gerald Pollacks bahnbrechende Erkenntnisse

Professor Gerald Pollack von der University of Washington hat die Welt der Wasserforschung revolutioniert. In seinem Labor in Seattle, USA, entdeckte er einen bisher unbekannten vierten Aggregatzustand von Wasser: das EZ-Wasser, eine hochgeordnete Schicht von Wasser mit einer spezifischen elektrischen Ladung. Diese Entdeckung hat weitreichende Konsequenzen für verschiedene Bereiche wie Physik, Chemie, Biologie und Medizin.

Die Existenz von EZ-Wasser ist mittlerweile wissenschaftlich bestätigt, obwohl öffentliche Institutionen bisher nur begrenzte Forschung zu seinen Eigenschaften betrieben haben. Doch Pollacks Arbeit geht über reine wissenschaftliche Neugier hinaus. Er sucht auch nach praktischen Anwendungen für das EZ-Wasser in Bereichen wie Gesundheit, Biologie und Energie.

Das EZ-Wasser ist nicht nur eine besondere Form von Wasser, sondern stellt chemisch gesehen eine völlig neue Form dar. Es besteht aus einer Struktur von H_3O_2 und unterscheidet sich damit grundlegend von normalem H_2O.

Diese Erkenntnis hat nicht nur Auswirkungen auf die Wasserforschung selbst, sondern auch auf unser Verständnis biologischer Prozesse.

In lebenden Organismen, einschließlich des menschlichen Körpers, besteht ein erheblicher Anteil des Wassers aus EZ-Wasser. Dieses hochgeordnete, kristallartige Medium spielt eine entscheidende Rolle bei zahlreichen biologischen Funktionen, von der Zellmembran bis zu den Kapillaren. Es interagiert strukturell mit Proteinen und Zellkörperchen und beeinflusst damit maßgeblich die biologischen Abläufe im Körper.

Die Entdeckungen von Professor Pollack haben unser Verständnis von Wasser und seiner Rolle im Leben grundlegend verändert. Sie eröffnen neue Perspektiven für die Gesundheitsforschung und könnten einen revolutionären Einfluss darauf haben, wie wir Wasser betrachten und nutzen.

Tauchen Sie ein in die faszinierende Welt des Wassers und profitieren Sie von einem medizinisch zertifizierten Wasseraufbereitungssystem. Wünschen Sie eine individuelle Beratung zu diesem Thema? Zögern Sie nicht, mich zu kontaktieren. Gerne stehe ich Ihnen für Ihre Fragen und Anliegen kostenlos zur Verfügung.

Spezielle Wasserquellen und -arten

Regenwasser trinken

Regenwasser, ein Geschenk des Himmels, wird oft als potenzielle Trinkwasserquelle angesehen. Die Realität ist jedoch komplexer. Zwar ist Regen an sich rein, doch auf seinem Weg zur Erde sammelt er eine Vielzahl von Verunreinigungen an - von Staubpartikeln über Pollen bis hin zu Schadstoffen aus der Luft. **Diese Verunreinigungen machen ihn für den direkten Verzehr ungeeignet.** Außerdem fehlen lebenswichtige Elektrolyte, was zu einer möglichen Demineralisierung des Körpers führen kann.

Manche behaupten, Regenwasser sei trinkbar, aber nur unter bestimmten Bedingungen und nach entsprechender Aufbereitung.

Es sollte vor dem Verzehr gefiltert und desinfiziert werden, um Bakterien, Viren und andere Schadstoffe zu entfernen. Besondere Vorsicht ist in Notsituationen oder in der Nähe von Industrieanlagen geboten, da das Wasser mit radioaktiven Partikeln oder chemischen Rückständen kontaminiert sein kann.

Obwohl Regenwasser theoretisch als Durstlöscher dienen könnte, ist es ratsam, auf alternative Quellen zurückzugreifen, insbesondere wenn eine langfristige Nutzung geplant ist. Wasserfilter und das Abkochen von Wasser sind empfehlenswerte Maßnahmen, um die Sicherheit zu gewährleisten.

In der EU ist Regenwasser aufgrund möglicher bakterieller Verunreinigungen nicht als Trinkwasser zugelassen, was die Bedeutung einer entsprechenden Aufbereitung unterstreicht.

Insgesamt ist Regenwasser eine potentielle Ressource, deren Nutzung jedoch Verantwortung und Vorsicht erfordert, um die Gesundheit zu schützen und unerwünschte Folgen zu vermeiden.

Meerwasser trinken

Das Trinken von Meerwasser hat in letzter Zeit an Popularität gewonnen, da man davon ausgeht, dass es gesundheitliche Vorteile bietet, die normales Trinkwasser nicht hat. Bevor man sich diesem Trend anschließt, ist es jedoch wichtig, die Fakten zu kennen.

Meerwasser ist reich an Spurenelementen, Mineralsalzen und Vitaminen, was es zu einer potenziellen Quelle der Gesundheit macht. Bereits 1897 wies der französische Biologe René Quinton auf Ähnlichkeiten zwischen der mineralischen Zusammensetzung des Meerwassers und der Flüssigkeit in unseren Zellen und im Blutplasma hin.

Allerdings ist das Trinken von Meerwasser nicht ganz ungefährlich. Der hohe Salzgehalt kann zu Dehydrierung führen und es können unerwünschte Viren und Bakterien enthalten sein. Daher ist es nicht ratsam, Meerwasser ungefiltert zu trinken.

Einige Unternehmen, wie z.B. Algamar, sammeln Meerwasser in speziellen Gebieten und unterziehen es einem Mikrofiltrationsprozess, um es sicher zu machen und seine positiven Eigenschaften zu erhalten. Meerwasser wird oft als Bestandteil von Entgiftungskuren verwendet, entweder in hypertoner oder isotoner Form.

Es ist wichtig zu wissen, dass der hohe Salzgehalt des Meerwassers den Körper aus dem Gleichgewicht bringen kann. Unser Körper ist darauf eingestellt, den Salzgehalt im Blut auf einem bestimmten Niveau zu halten, und ein Überschuss an Salz kann zu ernsthaften Gesundheitsproblemen und sogar zum Tod führen.

Insgesamt ist Meerwasser als Trinkwasser nicht zu empfehlen und sollte mit Vorsicht genossen werden, auch wenn es einige potenzielle gesundheitliche Vorteile bieten kann. Es ist wichtig, nach alternativen Wasserquellen zu suchen, die die Bedürfnisse unseres Körpers effektiv erfüllen, ohne die Risiken von Meerwasser mit sich zu bringen.

Mondscheinwasser, VOSS-Wasser und Fiji-Water

In den letzten Jahren hat das Interesse an alternativen Gesundheitspraktiken und natürlichen Heilmitteln weltweit zugenommen. Eine dieser Praktiken, die an Popularität gewonnen hat, ist das Trinken von „Mondwasser" und anderen alternativen Wasserquellen. Diese Praktiken beruhen auf dem Glauben, dass das Wasser durch den Einfluss des Mondes oder anderer kosmischer Einflüsse energetisiert wird und heilende Eigenschaften besitzt.

Obwohl es zahlreiche Berichte über positive Erfahrungen gibt, weisen Kritiker darauf hin, dass die wissenschaftliche Grundlage für diese Behauptungen schwach ist und dass solche Praktiken möglicherweise mehr auf Glauben als auf nachgewiesener Wirksamkeit beruhen.

Es ist wichtig, dass die Leser kritisch sind und weitere Informationen einholen, bevor sie solche Praktiken ausprobieren.

„Fiji Water" gilt nach Angaben des Herstellers als das reinste Wasser der Welt und hat dementsprechend viele Fans - trotz seines recht hohen Preises.

Lifestyle-Trinkwasser wie das berühmte Fiji-Wasser sind nach wie vor im Trend, haben aber auch einen schlechten Ruf. Fiji enthält 140 mg Hydrogencarbonat und 85 mg Kieselsäure pro Liter und hat damit eine besondere Wirkung auf Haut, Haare und Nägel des Menschen. Wohl auch deshalb ist es bei der amerikanischen Prominenz so beliebt.

Das VOSS-Wasser ist ein Synonym für ein Ultra-Premium-Produkt, wie der exklusive Vertrieb in der gehobenen Gastronomie und Hotellerie sowie in ausgewählten Gourmet-Läden unterstreicht.

Das norwegische Gletscherwasser besticht durch seinen reinen Geschmack und die einzigartige Flasche, die von Stardesigner Calvin Klein entworfen wurde. Nicht umsonst ist VOSS Water® das Wasser der Stars und Sternchen und fester Bestandteil der Getränkekarte in vielen Luxushotels.

„Die Produktions- und Herstellungskosten machen nur einen Bruchteil des Preises aus", erklärt Verbraucherschützer Armin Valet. Die aufwendigere Verpackung und vor allem das Marketing spielen eine viel größere Rolle für den Preis. „Bei Wässern wie Fiji oder Voss zahlen die Kunden vor allem für den Namen", sagt Valet. Abgesehen von einer Flasche mit einem schicken Design erhalten die Kunden bei den teuren Wässern jedoch nur einen sehr geringen Mehrwert. Zudem belastet ein um die halbe Welt geflogenes Wasser die Umwelt viel stärker als ein Produkt aus einer Quelle in der Nähe.

Grander-Technologie

Die Thematik rund um Grander und seine Wasserbelebungsgeräte wirft ein breites Spektrum an Meinungen und Diskussionen auf. Auf der einen Seite stehen die behaupteten Vorteile des belebten Wassers, wie z.B. die Reduzierung von Kalkablagerungen, ein feinerer Geschmack und eine längere Haltbarkeit. Diese Behauptungen werden von einigen Anwendern und dem Hersteller selbst unterstützt und durch wissenschaftliche Studien über Mikroorganismen untermauert. Die Befürworter dieser Technologie schwören auf die positiven Effekte und berichten von persönlichen Erfahrungen, die ihre Überzeugung untermauern.

Auf der anderen Seite stehen skeptische Stimmen aus Wissenschaft und Justiz, die die Grander-Technologie als parawissenschaftlichen Humbug oder esoterischen Unfug einstufen. Kritiker wie der Biologe Dr. Erich Eder bezweifeln die behaupteten Wirkungen des Grander-Wassers und warnen davor, dass Menschen aufgrund ihres Glaubens an die Wirkung des belebten Wassers auf dringend notwendige medizinische Behandlungen verzichten könnten.

Die Diskrepanz zwischen den Erfahrungsberichten der Anwender und den wissenschaftlichen Einschätzungen führt zu einer kontroversen Diskussion über die tatsächliche Wirksamkeit von Grander und ähnlichen Produkten. Während die einen weiterhin von den Vorteilen überzeugt sind und die Technologie nutzen, bleiben andere skeptisch und verweisen auf fehlende wissenschaftliche Belege.

Letztendlich liegt es an jedem Einzelnen, sich über die verschiedenen Standpunkte zu informieren und eine fundierte Entscheidung darüber zu treffen, ob er der Grander-Technologie vertrauen möchte oder nicht. Es ist wichtig, sowohl die positiven als auch die skeptischen Ansichten zu berücksichtigen und kritisch zu hinterfragen, um sich eine fundierte Meinung bilden zu können.

Destillation von Wasser

Die Destillation von Wasser ist ein chemischer Prozess, bei dem Flüssigkeiten durch Erhitzen und anschließendes Kondensieren in ihren ursprünglichen, reinen Zustand zurückgeführt werden. Im Falle von Wasser bedeutet dies, dass Ionen, Spurenelemente und Verunreinigungen wie Blei oder Pestizide entfernt werden. Destilliertes Wasser wird durch diesen Prozess aus normalem Leitungswasser oder vorgereinigtem Wasser gewonnen und ist im Wesentlichen frei von Salzen, organischen Stoffen und Mikroorganismen.

Eine häufig gestellte Frage ist, ob destilliertes Wasser gleichbedeutend mit abgekochtem Wasser ist. Obwohl beide Methoden Keime reduzieren können, behält abgekochtes Wasser seine Mineralien und Salze, während destilliertes Wasser diese verliert.

Der Grund dafür ist, dass die Mineralien zu groß sind, um mit dem Wasserdampf aufzusteigen.

Aus gesundheitlicher Sicht ist das Trinken von destilliertem Wasser bei mäßigem Verzehr unbedenklich. Der Körper kann es durch die Magensäure und die aufgenommene Nahrung wieder mit Nährstoffen anreichern. Ein übermäßiger Konsum von destilliertem Wasser kann jedoch den Elektrolythaushalt stören, insbesondere bei einseitiger Ernährung.

Es wird empfohlen, destilliertes Wasser nur gelegentlich zu trinken, während für den täglichen Gebrauch Leitungswasser vorzuziehen ist. Destilliertes Wasser eignet sich hervorragend zum Putzen und Bügeln, da es frei von Verunreinigungen ist.

Zusammenfassend kann gesagt werden, dass die Destillation eine wirksame Methode ist, um Wasser von Verunreinigungen zu befreien. Während destilliertes Wasser in Maßen unbedenklich konsumiert werden kann, ist eine ausgewogene Ernährung für die Aufrechterhaltung des Elektrolytgleichgewichts von entscheidender Bedeutung.

Es gibt keine überzeugenden Beweise dafür, dass destilliertes Wasser gesünder ist als normales Leitungswasser, solange die Ernährung ausgewogen ist und andere Elektrolytquellen zur Verfügung stehen.

In den letzten Kapiteln habe ich Ihnen verschiedene Wasseraufbereitungsmethoden und besondere Wasserquellen und -arten vorgestellt. Nun mache ich einen Schwenk und schreibe darüber, wofür wir "echtes" Wasser außer zum Durstlöschen brauchen.

Was haben Jetstream und Saharastaub mit unserer Gesundheit zu tun?

Einleitung: Feinstaub, der aus verschiedenen Quellen stammt, darunter natürliche wie Wüstenstaub und anthropogene wie industrielle Emissionen, kann tatsächlich gesundheitsschädlich sein.

Sie fragen sich vielleicht: Was hat das mit Ihnen und Wasser zu tun?

Die Antwort lautet: eine ganze Menge. **Und warum?**

Weil Sie jeden Tag eine Vielzahl von Partikeln einatmen Und glauben Sie mir, das ist lebensgefährlich. In diesem Artikel werde ich Ihnen die Zusammenhänge verdeutlichen.

Fangen wir mit dem Jetstream an. Was ist der Jetstream? Ein Jetstream ist eine sehr schnelle, bandförmige Westwindströmung, die Geschwindigkeiten von bis zu 540 Kilometern pro Stunde erreichen kann. Es handelt sich um atmosphärische Windbänder mit nahezu horizontaler Strömungsachse und Geschwindigkeiten von bis zu 540 km/h.

Ich kann Ihnen nicht genau sagen, wie breit der Jetstream normalerweise ist, aber ich kann Ihnen sagen, dass er über Ihnen weht, egal ob Sie in Flensburg, Köln, München, Wien, Zürich oder Mailand sind. Schauen Sie nach oben. Da weht er, da könnte man ihn theoretisch sehen.

Aber darum geht es hier nicht. Sondern darum, was der Jetstream in sich trägt. Er ist voll von Kleinstpartikeln, die durch wechselnde Windgeschwindigkeiten und die Erdanziehungskraft zur Erde gelangen und die wir täglich einatmen.

Ostern 2024 gab es in Mitteleuropa eine hohe Feinstaubbelastung durch Saharastaub. Ein Institut für chemische Verfahrenstechnik analysierte den "Sand", der vom Himmel regnete. Sie fanden darin folgende Bestandteile: Nickel, Barium, Aluminium und Arsen in Mengen, die bis zu 700-fach über den zulässigen Grenzwerten lagen!

Seltsamerweise wurden auch Metalle gefunden, die es in der Sahara NICHT gibt. Woher kommen sie? Meiner Meinung nach sind auch sie Bestandteile von Mikropartikeln, die im Jetstream vorhanden sind.

Nach der Analyse des Instituts wurden in den Proben die Grenzwerte für Arsen um das 44-fache, für Barium um das 660-fache, für Nickel um das 2500-fache, für Zink um das 64-fache und für Eisen um das 23-fache überschritten. Ich erspare mir hier weitere Ausführungen.

Vor vielen Jahrzehnten dachten unsere Eltern, dass man nur dann von Umweltbelastungen betroffen ist, wenn man direkt neben einer Dreckschleuder wohnt. Aber diese Zeiten sind vorbei. Jeder, der unter dem Jetstream lebt, ist betroffen. Und der Jetstream ist genau über IHNEN!

In meinem Buch: "Ich habe meinen Krebs besiegt. Sie können es auch" habe ich über meine Zeit berichtet, in der ich das Glück hatte, unzählige Lektionen von unabhängigen Wissenschaftlern zu erhalten.

Eine These der Wissenschaftler aus dem Jahr 2017 lautete: "Bis zum Jahr 2020 wird jeder zweite Mensch in den Industrieländern an Krebs erkranken, wie eine amerikanische Studie prognostiziert. Neueste Prognosen gehen davon aus, dass bis 2030 jeder an Krebs erkranken wird." **Auch wenn mir das damals etwas gewagt vorkam, muss ich heute sagen:** Die Experten hatten Recht.

Hat Sie das eben Gelesene erschüttert?

Meiner Meinung nach gibt es zwei Dinge, die man tun kann, um angemessen darauf zu reagieren:

1. Wenn möglich, sollte man so weit wie möglich nach Südeuropa ziehen, wo man vom Jetstream verschont bleibt.

2. Oder, und das scheint für die meisten die einzige realistische Chance zu sein, man muss täglich ohne großen Aufwand entgiften.

Wie man täglich entgiftet:

Es gibt leider keine Pillen und Medikamente, das ist nur zusätzliches Gift. Zur Verdeutlichung zitiere ich Dr. John Virapen, ehemaliger Manager der Pharmakonzerne Eli Lilly and Company (CEO von 1980 bis 1988) und Novo Nordisk, der sagte: *"Sie verkaufen Ihnen gefährliche Medikamente, um Geld zu machen, sonst nichts. Wenn Sie glauben, dass die Pharmaindustrie Medikamente auf den Markt bringt, um Ihnen zu helfen - vergessen Sie es."*.

Was kann man tun?

Halten Sie sich von Lebensmitteln fern, die Chemikalien enthalten. Der Supermarkt ist ein Chemikalienlager und definitiv kein Lebensmittelmarkt (kaufen Sie keine Fertigprodukte). Trinken Sie viel sauberes, reines Wasser (kein Leitungswasser oder Mineralwasser). Nehmen Sie sekundäre Pflanzenstoffe in Form von möglichst frischem Obst, Gemüse, Fleisch und Fisch zu sich (natürlich nicht aus Massentierhaltung).

Wie sieht die Realität aus?

Leider können wir uns nicht vor den Gefahren der allgemeinen Umweltverschmutzung schützen. Unsere Nahrungskette ist kontaminiert und alles landet zeitversetzt wieder auf unserem Teller und in unserem Trinkwasser. Gegen die Gifte, die wir aus der Umwelt aufnehmen, können wir uns nicht wehren. Selbst vor den allgegenwärtigen Giften in der Nahrung können wir uns nicht schützen, wie Lebensmittelskandale leider allzu oft beweisen. Deshalb ist es wichtig, bewusst einzukaufen. Hofläden beim Bauern des Vertrauens oder gute Bioläden sind ideale Orte dafür.

Und das Trinkwasser?

Mittlerweile, so berichten Wissenschaftler, ist unser Leitungswasser mit bis zu 20 bis 30.000 Stoffen belastet. In Deutschland lässt der Gesetzgeber nur 36 Stoffe im Leitungswasser kontrollieren.

Ich denke, hier ist jeder Einzelne gefordert, etwas für sich und seine Familie zu tun. Wer glaubt, sein Heil im Mineralwasser zu finden, sollte wissen, dass der Gesetzgeber hier nur 16 Schadstoffe überprüfen lässt. Mineralwasser ist selten besser als Leitungswasser!

Stiftung Warentest hat 30 „Medium-Sprudelwässer" untersucht und kommt zu dem Testurteil: „Diese Wässer enthalten kaum Mineralstoffe, dafür aber Pestizide und andere Verunreinigungen". Auf Uran wurde gar nicht getestet! Mineralwasser ist sicher keine Alternative!

Über die Risiken habe ich, wie Sie sich sicher erinnern, bereits im Kapitel Mineralwasser geschrieben.

Mittlerweile gibt es ausgereifte, moderne Wasseraufbereitungsanlagen, mit denen jeder zu Hause köstliches, frisches und gesundes Trinkwasser herstellen kann.

So produzieren Sie das Lebenselixier Trinkwasser selbst: rein, gesund und in bester Lebensform. Doch Trinkwasser ist nicht gleich Trinkwasser. Um dauerhaft entgiften zu können, muss das aufbereitete Leitungswasser einige grundlegende Eigenschaften aufweisen, bevor es zu Trinkwasser wird.

Wie definiert die Wissenschaft im Jahr 2024 „gesundes Wasser"?

Es sollte:

- frei von Chemikalien sein,
- nicht sauer sein,
- einen basischen pH-Wert haben,
- einen Überschuss an Elektronen haben, um "freie Radikale" zu zerstören,
- starke antioxidative Eigenschaften als Nahrungsergänzung haben,
- reich an Wasserstoff sein,
- hexagonale Strukturen haben,
- und zellgängig sein.

Um uns persönlich zu schützen, haben meine Frau und ich ein medizinisch zertifiziertes Produkt gekauft - unseren MyAquawise - der genau diese Eigenschaften besitzt.

Wir trinken dieses Wasser jeden Tag als Teil unserer täglichen Kur, um unser Immunsystem zu stärken und unsere Gesundheit wiederherzustellen und zu stabilisieren.

Ich kann nur jedem raten, sein Trinkwasser zu wechseln.

Ändern Sie Ihr Wasser - ändern Sie Ihr Leben!

Was hat Dehydration und Rehydration mit Krankheiten oder Vitalität zu tun?

Begriffsdefinition:

Hydration: Es ist der Schlüssel zur Aufrechterhaltung des Wasserhaushalts im Körper. Ein optimaler Flüssigkeitshaushalt unterstützt den Transport lebenswichtiger Nährstoffe, fördert die Verdauung, reguliert den Stuhlgang und hilft bei der Regulation der Körpertemperatur. Zudem optimiert er die Funktionen der Nieren und Leber.

Dehydration: Dehydration tritt auf, wenn dem Körper über einen längeren Zeitraum mehr Flüssigkeit entzogen wird, als zugeführt wird. Dieser Flüssigkeitsmangel kann schwerwiegende gesundheitliche Folgen haben, da er den Wasserhaushalt stört.

Rehydrierung: Dies bezeichnet den Prozess der Wiederherstellung von verlorenem Wasser in den Körpergeweben und -flüssigkeiten. Eine sofortige Rehydrierung ist unerlässlich, wenn Dehydration aufgrund von Durchfall, Exposition, Wassermangel oder Medikamenteneinnahme auftritt. Die normale Rehydrierung sollte hauptsächlich durch die orale Zufuhr von Flüssigkeiten erfolgen.

Ich empfehle jedem gesunden Menschen, mindestens 30 ml perfektes Wasser pro Kilogramm Körpergewicht zu trinken, um die Zellen ausreichend zu versorgen.

Beachten Sie dabei die Qualität des Wassers, vorzugsweise medizinisch zertifiziertes Wasser aus einem Ionisator.

Für kranke Menschen empfehle ich während der Genesung mindestens 50 ml pro Kilogramm Körpergewicht, bis sich ihre Vitalität und Leistungsfähigkeit allmählich wieder einstellt.

Hinweis: Es ist wichtig, qualitativ hochwertiges Wasser zu konsumieren, das alle erforderlichen Mineralien und einen ausgewogenen pH-Wert enthält.

Zusätzliche Überlegungen:

Mit zunehmendem Alter oder aufgrund von ungesunder Ernährung und Lebensweise nimmt der Wasseranteil im Körper im Verhältnis zum Körpergewicht ab. Bei Erwachsenen sollte der Wasseranteil etwa 70 % des Körpergewichts betragen. Ein Rückgang dieses Wertes führt zu einer Abnahme der Vitalität und Leistungsfähigkeit und kann letztendlich zu Dehydration führen.

Informierte Ärzte und Therapeuten erkennen die Bedeutung einer ausgewogenen Hydration für das allgemeine Wohlbefinden. Durch eine gezielte Rehydrierung können Ärzte ihren Patienten schnell Erleichterung verschaffen.

Die Bedeutung von Wasser wird besonders deutlich, wenn man die Anwendung isotonischer Kochsalzlösungen in Krankenhäusern betrachtet. Diese Lösungen werden nicht nur zur Verabreichung von Medikamenten verwendet, sondern auch zur Behandlung von Dehydration. Die rasche Verbesserung des Zustands von Patienten nach der Infusion von Kochsalzlösungen zeigt die Wirksamkeit einer angemessenen Rehydrierung.

Ich weise Sie darauf hin, dass alle Stoffwechselvorgänge im menschlichen Körper sowohl in der intra- als auch in der extrazellulären Flüssigkeit ablaufen.

Daher ist die Wahl des richtigen Wassers entscheidend für die Gesundheit und das Wohlbefinden.

Fragen und Antworten:

Alle in dem folgenden Text aufgeführten Fragen sind direkte Folgen von Dehydration und unterstreichen die Bedeutung einer ausreichenden Flüssigkeitszufuhr für den Körper.

Jeder Mediziner weiß, dass alle, aber auch wirklich alle Stoffwechselvorgänge im menschlichen Körper nur in einer funktionierenden Körperflüssigkeit ablaufen können. Deshalb ist Wasser nicht gleich Wasser und Limonade kein Lebenselixier. Alle modernen Ärzte, Therapeuten und Heilpraktiker verwenden Produkte auf Wasserbasis mit sehr hohen pH- und ORP-Werten, um den kranken Patienten schnell wieder zu rehydrieren.

Wer diese schnelle Veränderung am eigenen Leib erlebt hat, handelt und kauft sich ein solches Gerät für zu Hause, um nicht mehr krank zu werden.

Hier schreibe ich einige von vielen Fragen auf, die mir in der Vergangenheit gestellt wurden:

> Wie entstehen Entzündungen? Was löst Schmerzen aus? Wie entsteht Gicht? Warum bekomme ich einen Tennisellenbogen? Warum bekomme ich Arthritis? Warum ist meine Haut so trocken? Warum ist meine Haut so steif und brüchig? Warum werden meine Muskeln so schnell hart? Warum sind meine Haare so brüchig? Warum friere ich so schnell? Warum schwitze ich so schnell? Warum habe ich ständig Durst? Warum habe ich einen trockenen Mund? Warum rieche ich unangenehm aus dem Mund? Warum nehme ich trotz Diät ständig zu? Warum ist mein Urin so dunkel und riecht übel? Warum habe ich ständig Kopfschmerzen? Warum bin ich immer so müde? Warum bin ich immer so abgeschlagen? Warum bin ich vergesslich?

All diese Fragen kann ich Ihnen beantworten: Sie versorgen Ihren Körper nicht ausreichend mit der richtigen Flüssigkeit!

Schlussfolgerung:

Die Folgen von Dehydration auf die körperliche Gesundheit sind vielfältig und können verschiedene Organsysteme beeinträchtigen. Langfristige Auswirkungen sind noch nicht vollständig erforscht, aber es ist klar, dass eine angemessene Hydration entscheidend ist, um das Risiko für zahlreiche Krankheiten zu reduzieren.

Die richtige Wahl des Wassers kann einen großen Unterschied machen und zu einer Steigerung der persönlichen Vitalität und Leistungsfähigkeit führen. Handeln Sie jetzt und geben Sie Ihrem Körper die Flüssigkeit, die er benötigt, um optimal zu funktionieren.

Abschließend sei darauf hingewiesen, dass unser Gehirn zu einem erheblichen Teil aus Wasser besteht. Ein gut hydrierter Körper ist somit auch für die geistige Gesundheit von entscheidender Bedeutung.

Schauen Sie sich den Unterschied auf dem Bild an:

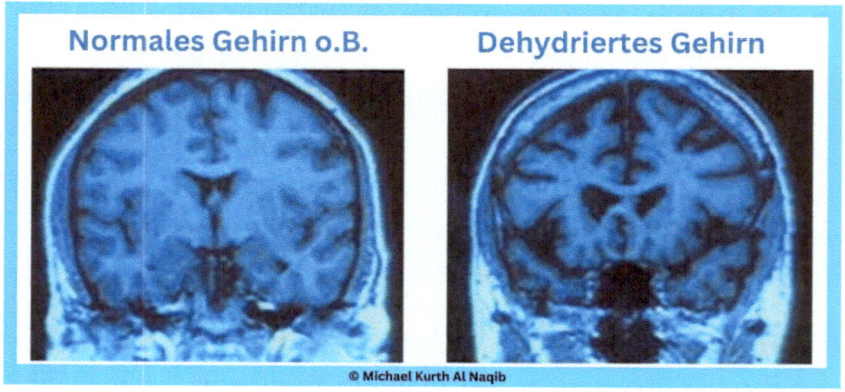

Im Bild sehen Sie links ein funktionierendes Gehirn und im Gegensatz dazu das Gehirn eines Erdbewohners, der es versäumt hat, seinen Körper ausreichend mit Flüssigkeit zu versorgen.

Mehr kann ich nicht tun. Ich kann nur informieren, handeln müssen Sie selbst. Die richtige Wasserqualität ist die Lösung für die meisten Probleme.

„Irgendwann in diesem Jahrhundert
wird eine Flasche mit reinem Wasser
mehr kosten als eine Flasche Wein"

Viktor Schauberger

Viktor Schauberger war ein österreichischer Förster in den Wäldern des Toten Gebirges, Konsulent des Bundesministeriums für Land- und Forstwirtschaft, Erfinder, Naturforscher und Parawissenschaftler.

Handelt es sich hier um eine Krankheit, ein Symptom oder einen Zustand?

In diesem Kapitel finden Sie 72 Symptome aufgelistet, die auftreten können, wenn der Körper nicht ausreichend mit dem richtigen hexagonalen zellgängigen My-Aquawise Wasser ohne basische Mineralien versorgt wird. Um gesund zu bleiben, ist es wichtig, eine ausreichende Flüssigkeitszufuhr zu gewährleisten, um den pH-Wert des Körpers im Gleichgewicht zu halten.

Meiner persönlichen Meinung nach handelt es sich hierbei um Zustände, die man in der Regel auf einfache Weise beheben kann, bevor sie zu einer chronischen Erkrankung werden.

Erneute Definition der Begriffe:

- **Dehydration:** Von Dehydration spricht man, wenn der Körper zu wenig Flüssigkeit hat, weil er mehr Flüssigkeit verliert als aufnimmt. In diesem Fall gerät der Wasserhaushalt aus dem Gleichgewicht und es können ernsthafte gesundheitliche Probleme auftreten.

- **Hydration:** Wenn Wasser an bestimmte Stoffe gebunden wird, spricht man von Hydration. Im Wesentlichen handelt es sich dabei um den Prozess, bei dem Wasser an andere Stoffe gebunden wird, oft um diese zu lösen oder zu stabilisieren.

- **Hydratisiert:** Dies ist einfach ein Wort, das beschreibt, dass etwas mit Wasser versorgt oder durch Wasser unterstützt wird. Wenn etwas hydratisiert ist, bedeutet das, dass es mit Wasser in Kontakt gekommen ist oder von Wasser profitiert hat.

Die versteckten Gefahren von Dehydration und Übersäuerung: Auswirkungen auf den Körper und die Gesundheit.

Muskelkrämpfe und -schwäche:

Dehydration führt dazu, dass der Körper nicht genügend Wasser hat, um die Muskeln richtig zu versorgen. Wasser ist wichtig für die Muskelkontraktion und -entspannung sowie für die Aufrechterhaltung des Elektrolytgleichgewichts. Wenn der Körper dehydriert ist, können Elektrolyte wie Natrium, Kalium und Magnesium aus dem Gleichgewicht geraten, was zu Muskelkrämpfen und Muskelschwäche führen kann. Die Muskeln können sich steif und weniger flexibel anfühlen. Körperliche Aktivitäten können erschwert werden.

Gelenkschmerzen:

Dehydration kann zu einer verminderten Gelenkschmierung führen, da Wasser ein wichtiger Bestandteil der Gelenkflüssigkeit ist, die die Gelenke schmiert und schützt. Wenn der Körper dehydriert ist, wird die Gelenkflüssigkeit dicker und weniger wirksam, was zu Gelenkschmerzen und Steifheit führen kann. Dies kann für Menschen mit Gelenkerkrankungen wie Arthritis besonders problematisch sein, da eine ausreichende Schmierung der Gelenke für die Schmerzlinderung und den Erhalt der Beweglichkeit entscheidend ist.

Niedriger Blutdruck:

Dehydrierung kann zu einer Verringerung des Blutvolumens und damit zu niedrigem Blutdruck führen. Wenn das Blutvolumen abnimmt, muss das Herz härter arbeiten, um das Blut durch den Körper zu pumpen. Dadurch kann der Blutdruck sinken. Dies kann zu Symptomen wie Schwindel, Benommenheit, Ohnmacht und Müdigkeit führen. Niedriger Blutdruck kann auch das Risiko für Herz-Kreislauf-Erkrankungen erhöhen, da eine unzureichende Blutversorgung zu Organ- und Gewebeschäden führen kann.

Erhöhte Körpertemperatur:

Wasser ist wichtig für die Regulierung der Körpertemperatur durch Schwitzen und Verdunstung. Wenn der Körper
dehydriert ist, kann die Fähigkeit des Körpers, sich durch
Schwitzen abzukühlen, beeinträchtigt sein, was zu einem
Anstieg der Körpertemperatur führen kann. Dies kann besonders in heißer Umgebung oder bei körperlicher Anstrengung problematisch sein, da eine erhöhte Körpertemperatur das Risiko von Hitzschlag und Hitzekollaps erhöhen kann. Eine ausreichende Flüssigkeitszufuhr ist wichtig, um den Körper hydratisiert zu halten und die Tempe-
raturregulierung zu unterstützen.

Schlechte Durchblutung:

Dehydration kann die Durchblutung beeinträchtigen, da
das Blut dicker wird und schwerer durch die Blutgefäße
fließt. Dies kann zu einer schlechten Durchblutung in verschiedenen Teilen des Körpers führen und Symptome wie
kalte Hände und Füße, Schwindel und Müdigkeit hervor-
rufen. Eine ausreichende Flüssigkeitszufuhr ist wichtig,
um die Blutzirkulation zu unterstützen und sicherzustellen, dass das Blut leicht durch den Körper fließen kann,
um Sauerstoff und Nährstoffe zu den Zellen zu transportieren und Abfallprodukte abzutransportieren.

Verminderte sportliche Leistungsfähigkeit:

Bei Sportlern, die nicht ausreichend hydriert sind, kann es
zu Leistungseinbußen, Ermüdung und einem erhöhten
Verletzungsrisiko kommen. Wasser ist entscheidend für

die Aufrechterhaltung der körperlichen Leistungsfähigkeit, da es hilft, die Körpertemperatur zu regulieren, die Muskelfunktion zu unterstützen und die Ausdauer zu erhalten. Eine unzureichende Flüssigkeitszufuhr kann zu Dehydrierung führen, die die sportliche Leistung beeinträchtigen kann, indem sie die Muskelfunktion schwächt, die Ausdauer verringert und das Risiko von Krämpfen und Verletzungen erhöht.

Veränderungen im Stoffwechsel:

Wasser spielt eine entscheidende Rolle bei vielen Stoffwechselprozessen im Körper, einschließlich des Abbaus von Nährstoffen, der Energieproduktion und der Ausscheidung von Abfallprodukten. Wenn der Körper dehydriert ist, können diese Stoffwechselvorgänge verlangsamt ablaufen, was zu einem verringerten Energieniveau, einer verminderten Fettverbrennung und einer gestörten Verdauung führen kann. Eine ausreichende Flüssigkeitszufuhr ist wichtig, um den Stoffwechsel zu unterstützen und sicherzustellen, dass der Körper effizient arbeitet.

Nierenprobleme:

Wasser ist für die Funktion der Nieren unerlässlich, da es hilft, Abfallprodukte aus dem Blut zu filtern und Urin zu produzieren. Wenn der Körper dehydriert ist, können die Nieren überlastet werden und nicht mehr effektiv arbeiten, was zu einer Ansammlung von Abfallprodukten im Körper führen kann. Länger andauernder Wassermangel kann zu Nierenschäden und sogar zu Nierenversagen führen, da die Nieren stark von einer ausreichenden Flüssigkeits-zufuhr abhängig sind, um ihre Aufgaben ordnungsgemäß erfüllen zu können.

Psychische Auswirkungen:

Wasser spielt auch eine wichtige Rolle bei der Gehirnfunktion und kann sich direkt auf die Stimmung und die kognitiven Funktionen auswirken. Wenn der Körper dehydriert ist, können psychische Auswirkungen wie Stimmungsschwankungen, Reizbarkeit, Konzentrationsschwierigkeiten und verminderte geistige Leistungsfähigkeit auftreten. Eine ausreichende Flüssigkeitszufuhr ist wichtig, um die Gehirnfunktion zu unterstützen und sicherzustellen, dass man sich konzentrieren kann und sich geistig wach und munter fühlt.

Herzrhythmusstörungen:

Wasser ist auch wichtig für die Aufrechterhaltung des Elektrolytgleichgewichts im Körper, einschließlich Elektrolyte wie Kalium, Natrium und Magnesium, die für die normale Funktion des Herz-Kreislauf-Systems wichtig sind. Wenn der Körper dehydriert ist, kann dieses Elektrolytgleichgewicht gestört werden, was zu Herzrhythmusstörungen führen kann. Dies kann zu unregelmäßigem Herzschlag, Herzrasen und anderen Herzrhythmusstörungen führen, die ernsthafte Gesundheitsprobleme verursachen können.

Tennisarm:

Ein Tennisarm, auch Epicondylitis lateralis genannt, ist eine schmerzhafte Erkrankung, die durch Überlastung der Sehnen verursacht wird, die den Unterarmmuskel mit dem Ellenbogen verbinden. Typischerweise entsteht ein Tennisarm durch wiederholte Bewegungen und Überlastungen des Handgelenks und der Unterarmmuskulatur, wie sie beim Tennisspielen, aber auch bei anderen Tätigkeiten wie dem Heben von Gewichten oder der Arbeit mit Werkzeugen auftreten können. Verklebte Muskelfasern können beim Tennisarm eine Rolle spielen, da sich bei übermäßiger Beanspruchung und Überlastung der Muskeln Mikroverletzungen und Entzündungen entwickeln können. Diese Verletzungen führen zur Bildung von Narbengewebe und verklebten Muskelfasern, was die Beweglichkeit der Muskeln beeinträchtigen und zu Schmerzen und Einschränkungen führen kann. Eine mögliche Ursache für verklebte Muskelfasern und Entzündungen beim Tennisarm kann auch ein Ungleichgewicht im Säure-Basen-Haushalt des Körpers sein. Ist der Körper übersäuert, können sich Säureablagerungen in den Muskeln bilden, die zu Entzündungen und Schmerzen führen. Eine unzureichende Flüssigkeitszufuhr kann auch dazu beitragen, dass diese Säureablagerungen nicht ausreichend aus dem Körper ausgeschieden werden, was zu weiteren Problemen führen kann. Eine ausreichende Flüssigkeitszufuhr ist daher wichtig, um Muskeln und Sehnen ausreichend mit Flüssigkeit zu versorgen und den Abtransport von Säureablagerungen zu fördern.

Infektionen der Harnwege:

Eine unzureichende Flüssigkeitszufuhr kann das Risiko von Harnwegsinfektionen erhöhen, da der Urin weniger verdünnt ist und sich Bakterien leichter vermehren können. Normalerweise spült eine ausreichende Flüssigkeitszufuhr Bakterien aus dem Harntrakt, aber wenn der Urin konzentrierter wird, haben die Bakterien ein besseres Umfeld, um zu wachsen und Infektionen zu verursachen.

Ausgetrocknete Bandscheiben:

Eine unzureichende Flüssigkeitszufuhr kann dazu führen, dass die Bandscheiben austrocknen und an Volumen verlieren. Die Bandscheiben bestehen zu einem großen Teil aus Wasser, das ihnen ihre stoßdämpfenden Eigenschaften verleiht. Wenn die Bandscheiben dehydriert sind, können sie an Höhe verlieren und sich flacher zusammenziehen. Wenn die Bandscheiben an Höhe verlieren, kann sich der Raum im Wirbelkanal, durch den das Rückenmark verläuft, verengen. Dies kann Druck auf die umliegenden Nerven ausüben und Symptome wie Schmerzen, Taubheit und Schwäche in den Beinen verursachen. Es ist wichtig, die Gesundheit der Bandscheiben durch eine gute Körperhaltung, regelmäßige Bewegung, ausgewogene Ernährung und ausreichende Flüssigkeitszufuhr zu erhalten.

Mundgeruch:

Dehydration kann zu Mundtrockenheit führen, da die Speichelproduktion reduziert wird. Speichel ist wichtig, um Bakterien im Mund zu bekämpfen und den pH-Wert im Mund auszugleichen. Weniger Speichel führt zu einer trockeneren Mundhöhle, was das Bakterienwachstum fördern und Mundgeruch verursachen kann.

Gedächtnis- und Konzentrationsprobleme:

Eine unzureichende Flüssigkeitszufuhr kann die Gehirnfunktion beeinträchtigen, was zu Gedächtnisproblemen, verminderter Konzentrationsfähigkeit und verlangsamtem Denken führen kann. Das Gehirn benötigt ausreichend Wasser, um richtig zu funktionieren, und Dehydrierung kann dazu führen, dass das Gehirn nicht optimal funktioniert, was sich auf die kognitiven Fähigkeiten auswirken kann.

Migräne und Kopfschmerzen:

Dehydration kann zu Kopfschmerzen und Migräneattacken führen, da das Gehirn empfindlich auf Veränderungen im Flüssigkeitshaushalt reagiert. Eine unzureichende Flüssigkeitszufuhr kann zu einer Verengung der Blutgefäße im Gehirn führen, was Kopfschmerzen auslösen kann, insbesondere bei Menschen, die zu Migräne neigen.

Gicht:

Gicht ist eine schmerzhafte Form der Arthritis, die durch die Ansammlung von Harnsäurekristallen in den Gelenken verursacht wird. Harnsäure ist ein Abfallprodukt des Purinstoffwechsels, das in Nahrungsmitteln wie Fleisch, Meeresfrüchten und alkoholischen Getränken vorkommt. Normalerweise wird Harnsäure im Blut gelöst und über die Nieren ausgeschieden. Ist jedoch zu viel Harnsäure im Blut oder arbeiten die Nieren nicht richtig, können sich Harnsäurekristalle in den Gelenken ablagern, was zu den für Gicht typischen Entzündungen und Schmerzen führt. Zu wenig Trinken kann die Harnsäurekonzentration im Blut erhöhen. Wasser ist wichtig, um eine ausreichende Nierenfunktion aufrechtzuerhalten, die wiederum die Ausscheidung von Harnsäure unterstützt. Wenn der Körper dehydriert ist, können die Nieren überschüssige Harnsäure nicht mehr effizient aus dem Blut filtern und ausscheiden. Dies kann zu einem Anstieg der Harnsäurekonzentration im Blut und zu einem erhöhten Risiko der Bildung von Harnsäurekristallen führen. Um das Risiko eines Gichtanfalls zu verringern, ist es wichtig, ausreichend Flüssigkeit zu trinken, um die Nierenfunktion zu unterstützen und die Harnsäureausscheidung zu fördern.

Hautprobleme:

Trockene Haut, Juckreiz und Ekzeme können auftreten, wenn der Körper nicht ausreichend mit Feuchtigkeit versorgt ist. Wasser ist wichtig, um die Haut mit Feuchtigkeit zu versorgen und die Hautbarriere aufrechtzuerhalten. Dehydration kann zu trockener Haut und damit zu Beschwerden wie Juckreiz und Ekzemen führen.

Einschränkung der Immunfunktion:

Dehydration kann die Funktion des Immunsystems beeinträchtigen, was zu einem erhöhten Infektionsrisiko und einer langsameren Genesung führen kann. Wasser ist wichtig für die Funktion des Immunsystems, da es hilft, Giftstoffe aus dem Körper zu spülen und die Zellen mit Nährstoffen zu versorgen, die für die Abwehr von Krankheitserregern notwendig sind.

Veränderungen des Blutzuckerspiegels:

Eine unzureichende Flüssigkeitszufuhr kann den Blutzuckerspiegel beeinflussen und zu Blutzuckerschwankungen führen, was für Menschen mit Diabetes besonders problematisch sein kann. Dehydration kann die Insulinempfindlichkeit beeinträchtigen und zu Blutzuckerschwankungen führen, die das Risiko von Diabeteskomplikationen erhöhen können.

Schlechte Wundheilung:

Dehydration kann die Durchblutung und die Sauerstoffversorgung des Gewebes beeinträchtigen, was zu einer verlangsamten Wundheilung führen kann. Wasser ist wichtig für die Sauerstoffversorgung des Gewebes und unterstützt die für die Wundheilung notwendige Zellregeneration. Eine unzureichende Flüssigkeitszufuhr kann die Wundheilung verzögern und das Infektionsrisiko erhöhen.

Erschöpfung und verminderte Leistungsfähigkeit:

Dehydration kann zu verminderter Energie und Leistungsfähigkeit führen, was sich sowohl auf körperliche als auch auf geistige Aktivitäten auswirken kann. Wasser ist wichtig für die Energieproduktion im Körper, und Dehydrierung kann zu Müdigkeit und Erschöpfung führen, was die Leistungsfähigkeit beeinträchtigen kann.

Schlechter Schlaf:

Eine unzureichende Flüssigkeitszufuhr kann zu Schlafstörungen führen, da der Körper sich nicht richtig entspannen kann, was zu Schlaflosigkeit oder unruhigem Schlaf führen kann. Wasser spielt eine wichtige Rolle bei der Regulierung des Schlafzyklus und der Entspannung des Körpers. Dehydration kann zu Unruhe, Ein- und Durchschlafstörungen führen.

Gereizte Blase und erhöhtes Risiko einer Blasenentzündung:

Eine unzureichende Flüssigkeitszufuhr kann zu einer Erhöhung der Urinkonzentration und zu einer Reizung der Blase führen, was das Wachstum von Bakterien begünstigt und das Risiko einer Blasenentzündung erhöht. Ein konzentrierterer Urin bietet einen idealen Nährboden für das Wachstum von Bakterien, was die Empfindlichkeit der Blase erhöht und Entzündungen begünstigt.

Probleme mit der Verdauung:

Dehydration kann die Verdauung beeinträchtigen und zu Problemen wie Verstopfung, saurem Reflux und Magenkrämpfen führen. Eine ausreichende Flüssigkeitszufuhr ist wichtig für eine gesunde Verdauung, da Wasser hilft, die Nahrung durch den Magen-Darm-Trakt zu bewegen, die

Verdauungssäfte zu verdünnen und die Ausscheidung von Abfallstoffen zu erleichtern.

Rheuma:

Rheuma ist ein Sammelbegriff für eine Vielzahl von Erkrankungen des Bewegungsapparates, die durch Schmerzen, Steifheit und Entzündungen in Gelenken, Muskeln, Sehnen und anderen Geweben gekennzeichnet sind. Die genauen Ursachen von Rheuma sind oft komplex und können von Patient zu Patient unterschiedlich sein. Einige Formen von Rheuma sind Autoimmunerkrankungen, während andere durch altersbedingten Verschleiß, Infektionen oder Umweltfaktoren ausgelöst werden können. Eine mögliche Rolle bei der Entstehung von Rheuma kann ein Ungleichgewicht im Säure-Basen-Haushalt des Körpers spielen. Wenn der Körper übersäuert ist, können sich Säureablagerungen in Gelenken und Geweben bilden, die Entzündungen und Schmerzen verstärken. Einige Forschungsergebnisse deuten darauf hin, dass eine Ernährung mit einem hohen Anteil an säurebildenden Lebensmitteln wie Fleisch, Milchprodukten und verarbeiteten Lebensmitteln das Risiko für entzündliche Erkrankungen wie Rheuma erhöhen kann. Darüber hinaus kann eine unzureichende Flüssigkeitszufuhr dazu beitragen, dass diese Säureablagerungen nicht ausreichend aus dem Körper ausgeschieden werden, was zu einer weiteren Verschlimmerung der Symptome führen kann. Wasser spielt eine wichtige Rolle bei der Aufrechterhaltung des Säure-Basen-Gleichgewichts, da es hilft, überschüssige Säure zu verdünnen und aus dem Körper zu spülen. Ist der Körper nicht ausreichend mit

Flüssigkeit versorgt, kann dies Entzündungsreaktionen verstärken und zu einer Verschlimmerung der rheumatischen Symptome führen.

Schlechte Haargesundheit:

Eine unzureichende Flüssigkeitszufuhr kann dazu führen, dass das Haar spröde, trocken und anfällig für Spliss wird, da es nicht ausreichend mit Feuchtigkeit versorgt wird. Wasser ist für die Hydratation der Haarfollikel und die Aufrechterhaltung der Elastizität des Haars von entscheidender Bedeutung. Austrocknung kann dazu führen, dass das Haar seine Feuchtigkeit verliert und anfälliger für Schäden wird.

Dehydrierung und Haargesundheit:

Dehydrierung kann die Gesundheit der Haare beeinträchtigen, da Haarfollikel und Kopfhaut ausreichend Feuchtigkeit benötigen, um gesund zu bleiben. Wenn der Körper nicht genügend Wasser erhält, kann dies zu trockener Haut einschließlich der Kopfhaut führen, was Schuppen, Juckreiz und eine gereizte Kopfhaut zur Folge haben kann. Trockene Haare sind anfälliger für Haarbruch und Spliss, was zu stumpfem, leblosem Haar führen kann.

Übersäuerung und Haarausfall:

Eine Übersäuerung des Körpers kann zu einer Störung des Gleichgewichts von Mineralien und Nährstoffen führen, die für ein gesundes Haarwachstum notwendig sind. Ein saures Milieu im Körper kann die Haarfollikel schwächen und das Haarwachstum beeinträchtigen. Dies kann zu Haarausfall führen, sowohl diffus über den ganzen Kopf verteilt als auch lokal an bestimmten Stellen. Verlust basischer Mineralien: Bei einer Übersäuerung des Körpers können basische Mineralien wie Magnesium, Kalzium und Kalium vermehrt ausgeschieden werden, um den Säuregehalt auszugleichen. Diese Mineralien sind aber auch wichtig für die Gesundheit der Haare und den Haarwuchs. Ein Mangel an diesen Mineralien kann das Haar schwächen und zu Haarausfall führen.

Entzündungen der Kopfhaut:

Eine Übersäuerung des Körpers kann zu Entzündungen der Kopfhaut führen, die das Haarwachstum beeinträchtigen können. Entzündungen sind eine natürliche Reaktion des Körpers auf Schäden oder Irritationen und können zu einer Vielzahl von Problemen führen, einschließlich Haarausfall. Eine Entzündung der Kopfhaut kann die Haarfollikel schädigen und den normalen Haarzyklus stören, was zu vorzeitigem Haarausfall führen kann. Eine ausgewogene Ernährung und die Aufrechterhaltung eines angemessenen pH-Werts im Körper können dazu beitragen, Entzündungen zu reduzieren und die Gesundheit der Kopfhaut zu erhalten.

Schlechte Mundgesundheit:

Dehydrierung kann zu einer verminderten Speichelproduktion führen, was das Risiko von Zahnfleischerkrankungen, Karies und Mundgeruch erhöht. Speichel ist wichtig, um Säuren im Mund zu neutralisieren, vor Karies zu schützen und Bakterien zu bekämpfen. Eine unzureichende Speichelproduktion kann zu einem ungesunden oralen Mikrobiom führen und das Risiko von Mundgesundheitsproblemen erhöhen.

Geschwächtes Immunsystem:

Dehydration kann die Immunfunktion beeinträchtigen und das Infektionsrisiko erhöhen, da der Körper Krankheitserreger weniger effektiv bekämpfen kann. Wasser ist wichtig für die Funktion des Immunsystems, da es hilft, Giftstoffe aus dem Körper zu spülen und die Zellen mit Nährstoffen zu versorgen, die für die Abwehr von Krankheitserregern notwendig sind. Dehydration kann zu einem geschwächten Immunsystem führen, das anfälliger für Infektionen ist.

Veränderungen im Hormonhaushalt:

Eine unzureichende Flüssigkeitszufuhr kann den Hormonhaushalt beeinflussen, was zu Stimmungsschwankungen, hormonellem Ungleichgewicht und anderen Gesundheitsproblemen führen kann. Wasser spielt eine wichtige Rolle bei der Regulierung der Hormone im Körper, und Dehydrierung kann dazu führen, dass Hormone nicht richtig funktionieren, was sich auf die Stimmung, das Energieniveau und andere Körperfunktionen auswirken kann.

Schlechte Leber- und Nierenfunktion:

Dehydration belastet die Leber und die Nieren, da sie weniger effizient Abfallprodukte aus dem Körper entfernen können, was zu einer Beeinträchtigung ihrer Funktion führen kann. Wasser ist wichtig für die Unterstützung der Leber- und Nierenfunktion, da es hilft, Giftstoffe aus dem Körper zu spülen und die Organe zu entlasten. Dehydrierung kann zu einer Überlastung von Leber und Nieren führen, was langfristig zu Schäden führen kann.

Erhöhtes Risiko von Hitzschlag und Hitzekrämpfen:

Dehydrierung kann die Fähigkeit des Körpers beeinträchtigen, sich bei hohen Temperaturen abzukühlen, was zu einem erhöhten Risiko von Hitzschlag und Hitzekrämpfen führen kann. Wasser ist wichtig für die Regulierung der Körpertemperatur durch Schwitzen und Verdunstung. Eine unzureichende Flüssigkeitszufuhr kann dazu führen, dass der Körper überhitzt und sich nicht ausreichend abkühlen kann, was zu Hitzschlag und Hitzekrämpfen führen kann.

Schwächere Immunreaktion auf Impfungen:

Dehydration kann die Wirksamkeit von Impfungen beeinträchtigen, da der Körper bei unzureichender Flüssigkeitszufuhr möglicherweise nicht die volle Immunantwort entwickeln kann. Wasser ist wichtig für die Funktion des Immunsystems und die Bildung von Antikörpern als Reaktion auf Impfungen. Dehydration kann dazu führen, dass der Körper nicht optimal auf Impfstoffe reagiert, was die Wirksamkeit der Impfung beeinträchtigen kann.

Schlechte Regulierung der Körpertemperatur:

Dehydration kann die Fähigkeit des Körpers zur Regulierung der Körpertemperatur beeinträchtigen, was zu Überhitzung oder Unterkühlung führen kann, insbesondere bei extremer Hitze oder Kälte. Wasser spielt eine wichtige Rolle bei der Regulierung der Körpertemperatur durch Schwitzen und Verdunstung. Eine unzureichende Flüssigkeitszufuhr kann dazu führen, dass der Körper seine Temperatur nicht wirksam regulieren kann, was gesundheitliche Probleme wie Hitzschlag oder Erfrierungen zur Folge haben kann.

Eingeschränkte Leberfunktion:

Dehydration kann die Leber belasten und ihre Fähigkeit, Giftstoffe und Abfallprodukte effizient zu verarbeiten, beeinträchtigen. Dies kann zu Leberproblemen führen. Die Leber ist ein wichtiger Filter im Körper und benötigt ausreichend Wasser, um richtig zu funktionieren. Dehydration kann die Leber überlasten und ihre Funktion beeinträchtigen.

Erhöhtes Risiko von Nierenerkrankungen:

Chronische Dehydration kann das Risiko für Nierenerkrankungen wie Nierensteine, Nierenversagen und Nierenentzündungen erhöhen, da die Nieren bei unzureichender Flüssigkeitszufuhr weniger effektiv arbeiten können.

Die Nieren sind entscheidend für die Filtration von Abfall-produkten aus dem Blut und benötigen ausreichend Flüs-sigkeit, um richtig zu funktionieren.

Verdickung des Blutes:

Dehydration kann zu einer Verdickung des Blutes führen, was das Risiko von Blutgerinnseln, Schlaganfall und Herz-infarkt erhöhen kann. Wasser ist wichtig, um die Viskosität des Blutes aufrechtzuerhalten, und Dehydrierung kann dazu führen, dass das Blut dicker wird und langsamer fließt, was das Risiko von Herz-Kreislauf-Erkrankungen erhöht.

Erhöhtes Risiko von Muskelverletzungen:

Dehydrierung kann die Elastizität der Muskeln verringern und das Risiko von Muskelzerrungen, Muskelrissen und Muskelrissen erhöhen, insbesondere bei körperlicher Akti-vität. Wasser ist wichtig, um die Elastizität der Muskeln zu erhalten und Muskelverletzungen vorzubeugen. Dehydra-tion kann zu Muskelverhärtungen und Verletzungen füh-ren. Merke: Basisch macht elastisch. Übersäuerung zieht alles zusammen und führt zu Verhärtung und Brüchigkeit der Muskulatur.

Schlechte Hautgesundheit:

Dehydration kann zu Hautproblemen wie Akne, Ekzemen, Dermatitis und vorzeitiger Hautalterung führen, da die Haut weniger Feuchtigkeit erhält und anfälliger für Rei-zungen ist. Wasser ist wichtig für die Hydratation der

Haut und die Aufrechterhaltung ihrer Barrierefunktion. Dehydration kann zu trockener Haut führen und die Haut anfälliger für Hauterkrankungen machen.

Pilzerkrankungen:

Sie können durch verschiedene Faktoren begünstigt werden, zu denen auch eine Übersäuerung des Körpers gehören kann. Ein saures Milieu im Körper kann das Gleichgewicht der Mikroorganismen stören, einschließlich der natürlichen „guten" Bakterien und Hefepilze, die auf der Haut und in den Schleimhäuten leben. Eine Übersäuerung des Körpers kann das Wachstum von Candida albicans und anderen Hefepilzen fördern, die normalerweise in Schach gehalten werden. Eine Übersäuerung des Körpers kann das Immunsystem schwächen und die Fähigkeit des Körpers, Infektionen abzuwehren, beeinträchtigen. Dadurch können sich Pilze und andere Mikroorganismen, die normalerweise in Schach gehalten werden, leichter vermehren und Infektionen verursachen. Pilzinfektionen können auf der Haut, den Nägeln, den Schleimhäuten und anderen Körperteilen auftreten und Symptome wie Juckreiz, Rötung, Schwellung und Hautausschlag verursachen. Um das Risiko einer Pilzinfektion zu verringern, ist es wichtig, sich gesund zu ernähren und einen Lebensstil zu pflegen, der das Säure-Basen-Gleichgewicht im Körper unterstützt. Dazu gehört eine Ernährung, die reich an Grundnahrungsmitteln wie Obst, Gemüse, Vollkornprodukten und gesunden Fetten ist. Wichtig ist auch, ausreichend zu trinken, um den Körper mit Flüssigkeit zu versorgen und die Ausscheidung von Säuren und Giftstoffen zu unterstützen.

Eine ausreichende Flüssigkeitszufuhr kann dazu beitragen, das Gleichgewicht der Mikroorganismen im Körper aufrechtzuerhalten und das Immunsystem zu stärken.

Schlechte Blasengesundheit:

Dehydrierung kann zu einer verminderten Urinproduktion führen, was das Risiko von Blasenproblemen wie Harnwegsinfektionen, Harnsteinen und Harnwegsobstruktionen erhöhen kann. Eine ausreichende Flüssigkeitszufuhr ist wichtig für die Gesundheit der Blase, da sie hilft, Bakterien auszuspülen und die Bildung von Harnsteinen zu verhindern.

Schlechte Heilung von Verletzungen:

Dehydration kann die Wundheilung beeinträchtigen, da dem Körper weniger Flüssigkeit und Nährstoffe zur Verfügung stehen, um beschädigtes Gewebe zu reparieren. Wasser ist wichtig für die Zellregeneration und die Reparatur von Gewebeschäden. Dehydration kann die Wundheilung verlangsamen und das Infektionsrisiko erhöhen.

Erhöhtes Risiko von Magen-Darm-Erkrankungen:

Dehydration kann das Risiko für Magen-Darm-Erkrankungen wie Magengeschwüre, Gastritis und Reizdarmsyndrom erhöhen, da die Verdauung beeinträchtigt wird und die Schleimhäute des Magen-Darm-Trakts anfälliger für Schäden sind. Eine ausreichende Flüssigkeitszufuhr ist wichtig für eine gesunde Verdauung und den Schutz der Magen-Darm-Schleimhaut vor Reizungen.

Erhöhter Appetit und Gewichtszunahme:

Dehydration kann zu erhöhtem Appetit führen, da der Körper Durst mit Hunger verwechselt, was zu übermäßigem Essen und Gewichtszunahme führen kann. Eine ausreichende Flüssigkeitszufuhr hilft, den Appetit zu regulieren und Überernährung zu vermeiden.

Erhöhtes Risiko für Herz-Kreislauf-Erkrankungen:

Dehydration kann das Risiko für Herz-Kreislauf-Erkrankungen wie Bluthochdruck, Herzinfarkt und Schlaganfall erhöhen, da der Körper unter Stress steht und das Herz härter arbeiten muss, um das Blut zu pumpen. Eine ausreichende Flüssigkeitszufuhr ist wichtig, um ein gesundes Herz-Kreislauf-System zu erhalten und Herz-Kreislauf-Erkrankungen vorzubeugen.

Verschlechterung der Hautelastizität:

Dehydration kann zu einer Verschlechterung der Hautelastizität führen, was Faltenbildung und ein allgemein älteres Aussehen der Haut zur Folge haben kann. Wasser ist für die Aufrechterhaltung der strukturellen Integrität der Haut von entscheidender Bedeutung und trägt dazu bei, dass die Haut prall und straff bleibt. Dehydration kann zu einem Verlust der Hautelastizität und damit zu vorzeitiger Hautalterung führen.

Erhöhtes Risiko für Nierensteine:

Die Bildung von Nierensteinen kann durch Flüssigkeitsmangel begünstigt werden, da sich die Konzentration von

Mineralstoffen im Urin erhöht und die Bildung von Kristallen gefördert wird. Eine ausreichende Flüssigkeitszufuhr hilft, die Konzentration der Mineralien im Urin zu verdünnen und die Bildung von Nierensteinen zu verhindern.

Verminderte Leistungsfähigkeit des Gehirns:

Dehydration kann die kognitiven Funktionen beeinträchtigen und zu verminderter Aufmerksamkeit, langsamerem Denken und schlechterem Gedächtnis führen. Das Gehirn benötigt eine ausreichende Flüssigkeitszufuhr, um optimal funktionieren zu können. Dehydration kann die Gehirnfunktion beeinträchtigen und zu kognitiven Beeinträchtigungen führen.

Erhöhtes Risiko für Magen-Darm-Geschwüre:

Eine unzureichende Flüssigkeitszufuhr kann die Schleimhäute im Magen-Darm-Trakt austrocknen und das Risiko für die Entwicklung von Magen-Darm-Geschwüren erhöhen. Eine ausreichende Flüssigkeitszufuhr ist wichtig für die Schmierung und den Schutz der Schleimhäute im Magen-Darm-Trakt und kann das Risiko von Magen-Darm-Geschwüren verringern.

Darm:

Ein Darmdurchbruch, auch Darmperforation genannt, ist ein ernster medizinischer Notfall, wenn ein Loch oder ein Bruch in der Darmwand auftritt. Dies kann verschiedene Ursachen haben, z. B. Divertikulitis, Darmkrebs, Verletzungen oder schwere entzündliche Darmerkrankungen. Es ist wichtig anzumerken, dass die Theorie, dass Kotreste jahrzehntelang im Darm verbleiben und sich dort ansammeln, bevor es zu einem Darmdurchbruch kommt, nicht wissenschaftlich belegt ist. Der Darm ist ein äußerst dynamisches Organ, das sich ständig erneuert. Die Verdauung und Ausscheidung der Nahrung erfolgt in der Regel innerhalb weniger Tage, und der Darm ist in der Lage, sich selbst zu reinigen und abgestorbene Zellen regelmäßig auszuscheiden, wenn eine ausreichende Flüssigkeitszufuhr zur täglichen Routine gehört. Eine gesunde Ernährung ist ebenfalls wichtig für die allgemeine Darmgesundheit. Eine ausreichende Flüssigkeitszufuhr unterstützt die normale Darmfunktion, indem sie die Verdauung fördert und die Konsistenz des Stuhls reguliert.

Schlechtere Anpassungsfähigkeit an Hitze:

Dehydrierung kann die Fähigkeit des Körpers beeinträchtigen, sich an eine heiße Umgebung anzupassen, was zu einem erhöhten Risiko von Hitzschlag und Hitzekollaps führen kann. Ausreichende Flüssigkeitszufuhr ist wichtig, um den Körper kühl zu halten und Überhitzung zu vermeiden, insbesondere bei hohen Temperaturen.

Verschlechterter Körpergeruch:

Dehydration kann zu einem intensiveren Körpergeruch führen, da die Konzentration von Abfallstoffen im Schweiß zunimmt und der Körper weniger effektiv entgiftet. Eine ausreichende Flüssigkeitszufuhr hilft, Giftstoffe aus dem Körper zu spülen und den Körpergeruch zu reduzieren.

Erhöhtes Risiko für Bluthochdruck:

Chronischer Flüssigkeitsmangel kann das Risiko für Bluthochdruck erhöhen, da der Körper versucht, den Blutdruck durch Verengung der Blutgefäße aufrechtzuerhalten. Eine ausreichende Flüssigkeitszufuhr ist wichtig für die Aufrechterhaltung eines gesunden Blutdrucks und kann dazu beitragen, das Risiko für Bluthochdruck zu senken.

Verschlechterung der Wundheilung bei Verletzungen:

Dehydration kann die Heilung von Wunden und Verletzungen verzögern, da dem Körper weniger Wasser und Nährstoffe zur Verfügung stehen, um das beschädigte Gewebe zu reparieren. Eine ausreichende Flüssigkeitszufuhr ist wichtig, um die Wundheilung und die Geweberegeneration zu unterstützen.

Entzündungen:

Sie können durch verschiedene Faktoren hervorgerufen werden, wobei Übersäuerung und Austrocknung möglicherweise eine Rolle spielen. Einige Ansätze der alternativen Medizin behaupten, dass eine Übersäuerung des Körpers, die auch als "Azidose" bezeichnet wird, zu verschiedenen Gesundheitsproblemen, einschließlich Entzündungen, führen kann. Die Theorie besagt, dass ein saures Milieu im Körper Entzündungsprozesse fördern kann, obwohl dies in der Wissenschaft umstritten ist. Die meisten gesunden Körper verfügen über ausgeklügelte Mechanismen, um den pH-Wert im Gleichgewicht zu halten. Auch Dehydration kann bei Entzündungen eine Rolle spielen. Ein unzureichend mit Wasser versorgter Körper kann dazu neigen, Entzündungsreaktionen zu verstärken oder zu verlängern. Wasser spielt bei vielen biochemischen Prozessen im Körper eine entscheidende Rolle, auch bei der Regulierung von Entzündungen. Trinken Sie sich gesund!

Erhöhtes Risiko von Nervenschäden:

Dehydration kann die Nervenfunktion beeinträchtigen und zu Symptomen wie Taubheit, Kribbeln und Muskelschwäche führen. Wasser ist wichtig für das reibungslose Funktionieren des Nervensystems und kann dazu beitragen, Nervenschäden zu verhindern.

Schlechte Regeneration nach körperlicher Anstrengung:

Dehydration kann die Erholung nach körperlicher Anstrengung beeinträchtigen, da der Körper weniger effizient Nährstoffe transportieren und Muskelgewebe reparieren kann. Eine ausreichende Flüssigkeitszufuhr ist wichtig, um die Muskelregeneration und die Wiederherstellung der Energie nach dem Training zu unterstützen.

Erhöhtes Risiko für Krampfanfälle:

Schwere Dehydration kann das Risiko für Krampfanfälle erhöhen, insbesondere bei Kindern und älteren Menschen.

Wasser ist wichtig für die Aufrechterhaltung des Elektrolytgleichgewichts im Körper und kann dazu beitragen, das Risiko von Krampfanfällen zu verringern.

Verschlechterung von Zähnen und Zahnfleisch:

Dehydration kann zu Mundtrockenheit führen, die das Risiko von Zahnkaries, Zahnfleischentzündungen und anderen Zahnproblemen erhöht. Eine ausreichende Flüssigkeitszufuhr ist wichtig, um die Mundschleimhaut mit Feuchtigkeit zu versorgen und Zähne und Zahnfleisch vor Karies und Infektionen zu schützen.

Schlechte Temperaturregulierung:

Dehydration kann die Fähigkeit des Körpers beeinträchtigen, seine Temperatur bei kaltem Wetter aufrechtzuerhalten, was zu einem erhöhten Risiko von Unterkühlung führen kann. Wasser ist ein wichtiger Bestandteil des körpereigenen Wärmeregulationsprozesses. Eine ausreichende Flüssigkeitszufuhr hilft dem Körper, seine Temperatur zu regulieren und sich vor den negativen Auswirkungen der Kälte zu schützen.

Erhöhtes Risiko von Atemwegserkrankungen:

Eine unzureichende Flüssigkeitszufuhr kann die Schleimhäute der Atemwege austrocknen und das Risiko für Atemwegserkrankungen wie Husten, Halsschmerzen und Bronchitis erhöhen. Feuchte Schleimhäute sind wichtig für die Abwehr von Krankheitserregern und die Gesunderhaltung der Atemwege.

Verschlechterung der Mundhygiene:

Dehydrierung kann zu einer verminderten Speichelproduktion führen, was das Risiko von Zahnbelag, Karies und Zahnverlust erhöhen kann. Speichel spielt eine wichtige Rolle bei der Neutralisierung von Säuren im Mund, der Entfernung von Speiseresten und der Abwehr von Bakterien, die Zahnprobleme verursachen können.

Schlechtere Wundheilung nach chirurgischen Eingriffen:

Dehydration kann die Wundheilung nach Operationen verlangsamen und das Risiko von Infektionen und Komplikationen erhöhen. Eine ausreichende Flüssigkeitszufuhr ist wichtig, um das Gewebe mit Nährstoffen und Sauerstoff zu versorgen, damit es heilen kann, und um Abfallprodukte aus dem Körper zu entfernen.

Verschlechterung des Sehvermögens:

Dehydration kann die Augen austrocknen und zu einer vorübergehenden Verschlechterung des Sehvermögens führen, insbesondere bei Kontaktlinsenträgern. Feuchte Augen sind wichtig für eine klare Sicht und die richtige Funktion der Augenlider und Tränenkanäle.

Augenkrankheiten:

Es gibt eine Reihe von Augenkrankheiten, die mit zunehmendem Alter auftreten können, darunter der Graue Star (Katarakt) und der Grüne Star (Glaukom). Auch Ablagerungen im Auge können verschiedene Ursachen haben, doch nach dem heutigen Stand der Wissenschaft steht

Flüssigkeitsmangel in der Regel nicht in direktem Zusammenhang damit. Ausreichendes Trinken von Wasser ist wichtig für die allgemeine Gesundheit, einschließlich der Augengesundheit, aber es gibt keinen direkten Zusammenhang zwischen Dehydrierung und Augenerkrankungen wie Katarakt, Glaukom oder Ablagerungen im Auge. Es ist jedoch wichtig, hydratisiert zu bleiben, um eine gute allgemeine Gesundheit zu erhalten.

Risiko von Muskelkrämpfen in der Schwangerschaft:

Schwangere Frauen haben ein erhöhtes Risiko, dehydriert zu werden, was zu Muskelkrämpfen, vorzeitigen Wehen und anderen Komplikationen führen kann. Eine ausreichende Flüssigkeitszufuhr ist während der Schwangerschaft besonders wichtig, um die Gesundheit der Mutter und des ungeborenen Kindes zu schützen. Für die Entwicklung des Kindes werden viele basische Mineralien benötigt, und die Mutter läuft Gefahr, übersäuert zu werden, wodurch der Körper noch mehr basische Mineralien aus Knochen, Muskeln, Augen, Zähnen usw. herauszieht.

Schlechtere Nährstoffaufnahme:

Dehydration kann die Aufnahme von Nährstoffen aus der Nahrung beeinträchtigen, da der Körper weniger Flüssigkeit für die Verdauung und Absorption benötigt. Wasser ist wichtig für die Verdünnung der Verdauungssäfte und die Aufrechterhaltung einer geeigneten Verdauungsumgebung, die für eine effiziente Nährstoffaufnahme erforderlich ist.

Risiko von Harnwegsinfektionen bei älteren Menschen:

Ältere Menschen haben häufig ein erhöhtes Risiko, dehydriert zu werden, was das Risiko von Harnwegsinfektionen und anderen Gesundheitsproblemen erhöhen kann. Eine ausreichende Flüssigkeitszufuhr ist für ältere Menschen besonders wichtig, da sie anfälliger für Dehydrierung sind und häufiger an Gesundheitsproblemen leiden, die eine ausreichende Flüssigkeitszufuhr erfordern.

Erhöhtes Risiko für Reflux und Osteoporose:

Die Magensäure spielt eine wichtige Rolle bei der Verdauung, da sie hilft, die Nahrung zu zersetzen und bestimmte Nährstoffe aufzuspalten. Normalerweise wird die Magensäure durch die Magenschleimhaut vor Schäden geschützt. Wenn jedoch ein Ungleichgewicht zwischen der Magensäure und den Schutzmechanismen besteht, kann es zu Problemen wie saurem Reflux kommen. Reflux tritt auf, wenn Magensäure in die Speiseröhre zurückfließt, was zu Symptomen wie Sodbrennen, saurem Aufstoßen und Entzündungen der Speiseröhre führen kann. Eine häufige Ursache für Reflux ist eine Schwäche des unteren Speiseröhrenschließmuskels, der normalerweise den Magen verschließt und verhindert, dass Magensäure in die Speiseröhre gelangt. Eine mögliche Erklärung für Reflux in Verbindung mit Bikarbonatmangel und Osteoporose betrifft das Säure-Basen-Gleichgewicht im Körper. Wenn dem Körper nicht genügend basische Mineralstoffe wie Bikarbonate zur Verfügung stehen, um die saure Magensäure zu neutralisieren, kann dies zu einer erhöhten Säurebelastung führen. Dies kann nicht nur zu Reflux führen, sondern auch langfristige Auswirkungen auf die Knochengesundheit haben.

Die Schulmedizin verschreibt häufig Säureblocker, um die Symptome der Refluxkrankheit zu lindern. Diese Medikamente können die Produktion von Magensäure hemmen und kurzfristig Linderung verschaffen. Die langfristige Einnahme von Säureblockern kann jedoch Nebenwirkungen haben, darunter ein erhöhtes Risiko für Osteoporose. Denn Magensäure ist wichtig für die Aufnahme von Kalzium und anderen Mineralien, die für gesunde Knochen notwendig sind.

Die Hemmung der Magensäureproduktion kann die Aufnahme dieser Mineralien beeinträchtigen, was langfristig zu Osteoporose führen kann.

Es gibt alternative Ansätze zur Behandlung von Reflux, die darauf abzielen, die Ursachen zu bekämpfen und das Säure-Basen-Gleichgewicht im Körper wieder ins Lot zu bringen. **Dazu gehört die Anpassung der Ernährung, um säurebildende Lebensmittel zu reduzieren, sowie die Förderung einer ausreichenden Flüssigkeitszufuhr und die Zufuhr basischer Mineralstoffe.** Ein gesunder Lebensstil mit ausgewogener Ernährung, ausreichend Bewegung und Stressabbau kann ebenfalls dazu beitragen, Reflux zu verhindern und die Gesundheit des gesamten Verdauungssystems zu unterstützen.

Alle Symptome und Beschwerden, die ich Ihnen in diesem Kapitel vorgestellt habe, sind

auf eine beginnende Austrocknung des Körpers und einen Mangel an basischen Mineralstoffen zurückzuführen. Sobald der Körper ausreichend hydriert ist, mit einem zellgängigen basischen Wasser mit alkalischen natürlichen Mineralstoffen (keine Chemie) versorgt wird, verschwinden die „Zustände" und man wird nach meiner persönlichen Erfahrung wieder gesund. Das A&O ist das richtige Wasser.

Das geht alles natürlich nicht von heute auf morgen, aber es funktioniert.

Lassen Sie mich ein Beispiel nennen: Meine Frau hatte starke Arthrose und Osteoporose, sie ging schon an Krücken und konnte sich kaum noch selbst anziehen. Nach dem Trinken eines basischen Wassers, das wir mit einem medizinisch zertifizierten Gerät – unserem MyAquawise - aus unserem Leitungswasser hergestellt haben, konnte sie sich nach wenigen Wochen wieder uneingeschränkt bewegen und die Krücken aus ihrem Aktionsradius entfernen. Seitdem - und das sind jetzt 8 Jahre - hat meine Frau keine Probleme mehr. Zögern Sie nicht und lassen Sie sich von uns Fachleuten beraten, die dieses medizinisch zertifizierte Gerät anbieten. Gerne berate ich Sie unabhängig und kostenlos!

Verändern Sie Ihr Trinkwasser - dann verändern Sie Ihr Leben!

Die Geheimnisse des Geschmackssinns: Wasser als Spiegel der Gesundheit

Ich möchte hier über ein interessantes Phänomen schreiben. Ich habe in der Vergangenheit mit sehr vielen Menschen gesprochen, die die unterschiedlichsten Krankheiten hatten. Ich hörte Aussagen darüber, was die Leute schmeckten, wenn sie Wasser tranken. Der Geschmack war sehr unterschiedlich. Krebspatienten berichteten von einem metallischen Geschmack und Diabetiker von einem süßen Geschmack im Mund, wenn sie Wasser tranken.

Aufgrund dieser Informationen habe ich recherchiert, ob es vielleicht eine Korrelation zwischen Geschmack und Krankheit gibt, aber dieses Thema scheint noch nicht ausreichend erforscht zu sein.

Was man jedoch sagen kann, ist Folgendes: Es ist wichtig, darauf zu achten, wie sich unser Körper verhält und wie wir uns fühlen, einschließlich ungewöhnlicher Veränderungen des Geschmacksempfindens. Während Geschmacksveränderungen durch verschiedene Faktoren verursacht werden können, darunter Krankheiten, Medikamente oder andere gesundheitliche Probleme, sollten signifikante oder plötzliche Veränderungen immer ernst genommen werden.

Wenn Sie feststellen, dass Ihr Geschmack ungewöhnlich ist oder sich plötzlich verändert, ist es ratsam, einen Arzt aufzusuchen, um die zugrunde liegende Ursache abzuklären und gegebenenfalls eine geeignete Behandlung einzuleiten.

Der Stand der Technik - meine Empfehlung für Sie

Wandeln Sie Ihr Leitungswasser zu Hause in reines, gesundes, elektrolytisch reduziertes, wasserstoffreiches Trinkwasser um.

Wissenswertes.

Wie erkennt man die Qualität eines Produktes? Wie findet man einen Qualitätsanbieter? Wie trennt man die Spreu vom Weizen? Viele Fragen, die ich in diesem Kapitel zu beantworten versuche.

Wenn man sich mit diesem Thema beschäftigt, kann einem schwindelig werden, weil man mit den verschiedensten Daten und Fakten bombardiert wird, was fast jeden Laien in die Knie zwingt und man fällt unter Umständen auf den sympathischen Verkäufer herein und lässt sich von einem unschlagbaren Preis blenden.

Doch bei aller Sparsamkeit sollte man sich diese lebenswichtige Entscheidung genau überlegen, denn sie kann unter Umständen lebensbedrohlich sein.

Warum? Bei dieser Technologie muss man sich auf eine perfekte Verarbeitung verlassen können, sonst kann es sehr gefährlich werden. Bei ungeeigneter Ausrüstung kann es vorkommen, dass die Ionisation nach Jahren plötzlich zu einer Galvanisierung wird. Beim Galvanisieren lösen sich Metalle aus den vorhandenen Ionisationsplatten und werden mit getrunken. Die Folge sind schwere Leberschäden, von denen niemand ahnt, dass sie durch die nicht medizinisch zertifizierte Maschine verursacht wurden.

Aber zurück zum Thema und der Reihe nach. Ich erzähle Ihnen, wie ich damals vorgegangen bin. Ich habe im Internet recherchiert, telefoniert, Prospekte gewälzt, hunderte von Videos studiert, um mit all dem, was ich gelesen und verstanden hatte, eine klare Entscheidung zu treffen.

Aber das war kaum möglich, denn nichts schien das Papier wert zu sein, auf dem es stand, denn es gab keine Fakten, sondern nur schöne Verkaufsphrasen. Vieles, was ich gesehen und gelesen hatte, widersprach sich in sich selbst und von Anbieter zu Anbieter.

Also ruderte ich zurück und konzentrierte mich auf das Wesentliche: Ich suchte nach unabhängigen Experten und weltweit anerkannten Technischen Überwachungsvereinen. Meine Ergebnisse werde ich Ihnen am Ende dieses Artikels vorstellen.

Vorab möchte ich Ihnen eine Textbeschreibung eines Videos zeigen, das ich auf Youtube gefunden habe. Um keine rechtlichen Probleme zu provozieren, nenne ich hier nicht Ross und Reiter, was ich aber bei Bedarf tun könnte. Die folgenden Aussagen stammen, wie bereits erwähnt, aus dem Begleittext zu einem Video. Der Autor des Videos warnt eindringlich vor Billigprodukten aus Korea und China. Diese seien bei uns nicht zertifiziert. Was ich definitiv bestätigen kann.

Im Anschluss an den folgenden Begleittext des Videos erläutere ich meine Empfehlung, wie Sie am besten eine Kaufentscheidung treffen können.

Warnung und Sicherheitshinweis:

„ …….. Einige meiner Patienten und Gäste wollten das Wasser auch zu Hause verwenden, haben sich aber oft für billige Ionisatoren entschieden, deren Hersteller gar nicht berechtigt sind, medizinische Einrichtungen damit auszustatten.

Ergebnis: Vier Menschen sind leider verstorben, ein weiterer wurde zum Schwerstpflegefall. Die vier Verstorbenen waren sehr kompetente Ayurveda-Ärzte. Aufgrund dieser traurigen Tatsache habe ich mich entschlossen, dieses Video zu drehen. Ich muss Sie eindringlich vor billigen, nicht medizinisch zertifizierten Wasserionisierern warnen. …… Leider fanden meine Worte kein Gehör ……. Viele haben sich vom Preis und den leeren Versprechungen blenden lassen und diese Nachbauten aus Korea gekauft!

Beim Original werden massive Titanplatten vollflächig mit Platin beschichtet, der Prozess wird von mehreren Ingenieuren überwacht, Sensoren verhindern Temperaturschwankungen durch Kühlung und Warnsignale. Billiganbieter verwenden ein Drahtgeflecht, um Geld zu sparen. Sobald das Drahtgeflecht reißt, beginnt das Problem.

Die Wasserqualität sinkt rapide und die Menschen werden krank. Es kommt zu schweren Schwermetallvergiftungen. …….Aus diesem Grund möchte ich Sie nochmals davor warnen, mit Wasserionisierern jeglicher Couleur russisches

Roulette zu spielen. Es geht um Ihr Leben und Ihre Gesundheit. Vertrauen Sie BITTE keinen schönen Bildern und Prospekten, vertrauen Sie nur Produkten mit ISO 13485 Zertifikat.........."

Achtung:

Mit den oben geschilderten Schicksalen möchte ich Sie nicht abschrecken, ich möchte Sie sensibilisieren, ich möchte Ihnen Sicherheit geben. Nur mit der richtigen Technik können Sie sich vor Gefahren schützen.

Kaufen Sie BITTE niemals ein Gerät, bei dem die Ionisationsplatten aus einem Drahtgeflecht bestehen. Inzwischen verwenden auch viele koreanische Hersteller vollflächige Ionisationsplatten.

My-Aquawise verwendet Platten aus 99,99% reinem Titan. Andere Wettbewerber verwenden für die Platten Titan mit Verunreinigungen (Eisen, Nickel, Chrom, Kupfer). Bei diesen Herstellern lässt der Geschmack des Wassers relativ schnell zu wünschen übrig, wie uns andere Kunden berichtet haben.

Achten Sie beim Kauf auf die richtige Zertifizierung, dann können Sie sicher sein, dass Ihre neue Wasserionisierung sicher und wirksam ist.

Da im oben zitierten Bericht von der ISO 13485 die Rede war, möchte ich diese kurz erläutern: Die DIN EN ISO 13485 als Qualitätsmanagementsystem für Medizinprodukte beschreibt Anforderungen für regulatorische Zwecke und befasst sich mit der Entwicklung, Implementierung und Aufrechterhaltung eines Qualitätsmanagementsystems für Hersteller und Lieferanten von Medizinprodukten.

Was bestätigt ein Qualitätsmanagement-Zertifikat nach ISO 13485?

Die ISO 13485 ist die international am meisten anerkannte Norm, um als Hersteller von Medizinprodukten nachzuweisen, dass die gesetzlichen und regulatorischen Anforderungen der Medizinprodukteindustrie erfüllt werden.

Warum ist ein Audit nach ISO 13485 wichtig? In der EU wurden die Anforderungen der ISO 13485 mit den Anforderungen der EU-Richtlinie über Medizinprodukte (93/42/EWG) harmonisiert.

Was bedeutet das für die Hersteller und ihre Produkte?

Nur wer im Besitz eines solchen Zertifikats ist, wird international anerkannt und baut nach dem Stand der allgemein anerkannten Regeln der Technik.

Was machen viele der über 50 No-Name-Anbieter, die Nachbauten aus Korea verkaufen?

Sie erfinden die schönsten Namen und verkaufen ihren Kundinnen und Kunden mit den schönsten Prospekten das „**Beste vom Besten**", und viele dieser Billiganbieter übertreffen sich gegenseitig mit Aussagen wie: „*Wir sind besser als das Original*".

Warum sagen sie das? Ganz einfach, es geht ums Geld. Und diese Aussage ist die Druckerschwärze auf einem Blatt Papier nicht wert. Diejenigen, die so etwas glauben, werden leider auch mit den Konsequenzen leben müssen.

Es geht um unser wichtigstes Lebensmittel, das Trinkwasser, ohne das wir nicht leben können.

Mich hat mal eine Frau gefragt: „Herr Kurth, gibt es nicht eine Zertifizierung, die alle Geräte haben?" Natürlich habe ich geantwortet, das ist das CE-Zeichen.

Das CE-Zeichen findet man auf den verschiedensten Produkten. Aber was bedeutet es? Viele Verbraucherinnen und Verbraucher messen der CE-Kennzeichnung die Bedeutung eines Qualitätssiegels bei, was jedoch nicht der Fall ist.

Das CE-Zeichen sagt nur aus, dass dieses Produkt einem bestimmten Sicherheitsstandard gerecht wird. Ich möchte dies am Beispiel eines Bügeleisens erläutern. Wenn ein CE-Zeichen auf dem Bügeleisen ist, bedeutet das, dass der Benutzer den Stecker in die Steckdose stecken kann, ohne dass eine Sicherung herausspringt und ohne dass die Person, die das Bügeleisen benutzt, einen Stromschlag erhält.

Das CE-Zeichen sagt nichts darüber aus, welche Temperatur ein Bügeleisen erzeugt oder ob es überhaupt als Bügeleisen verwendet werden kann. Das Ergebnis liegt im Auge des Betrachters.

Die Tatsache, dass viele Menschen die Bedeutung des CE-Zeichens nicht kennen oder falsch interpretieren, nutzen viele Anbieter, um Äpfel für Birnen zu verkaufen.

Warum ist es so wichtig, ionisiertes Wasser zu trinken, das mit einem medizinisch zertifizierten Gerät selbst hergestellt wurde? Es geht um unsere Gesundheit. Bei der Verwendung unsachgemäßer Geräte kann es nach einigen Jahren zu irreversiblen Schäden an der Leber kommen, ohne dass man weiß, woher diese Schäden gekommen sind.

Viele Billiganbieter versuchen zudem, ihre Produkte mit extremen Garantieversprechen unter die Leute zu bringen. Ein weiteres Unterscheidungsmerkmal sind die eingebauten Filter. Das Original benötigt einen Filter, die Billiggeräte meistens zwei, weil sie mit einem Filter die notwendige Reinigung nicht schaffen.

Schließlich kann man die Spreu vom Weizen trennen, wenn man die Bandbreite des ionisierten Wassers betrachtet.

Nur mein My-Aquawise ist in der Lage, Wasser mit einem pH-Wert von 2,5 zur Desinfektion und 11,5 zur Revitalisierung und Reinigung von Obst und Gemüse zu erzeugen, um alle Pestizide und Fungizide abzuwaschen.

Spielen Sie nicht mit Ihrer Gesundheit, lassen Sie sich nicht blenden, lassen Sie sich bei Bedarf neutral beraten.

Wasserionisierer vergleichen und kaufen:

Ein kleiner Leitfaden zur sicheren Auswahl:

- **Die Herausforderung des Vergleichs:** Die Auswahl eines geeigneten Wasserionisierers kann für Verbraucherinnen und Verbraucher eine Herausforderung sein. Bei der Vielzahl an Angeboten und Informationen ist es schwierig, die Spreu vom Weizen zu trennen.

- **Risiken minderwertiger Produkte:** Minderwertige Wasserionisierer stellen ein erhebliches Gesundheitsrisiko dar. Durch unsachgemäße Geräte können Schwermetalle ins Trinkwasser gelangen, was zu schwerwiegenden gesundheitlichen Problemen führen kann.

- **Kriterien für die Auswahl:** Vertrauen Sie auf unabhängige Experten und technische Überwachungsvereine, um verlässliche Bewertungen zu erhalten. Insbesondere das ISO 13485-Zertifikat ist ein Qualitätsstandard, der die Einhaltung der relevanten Gesetze und Verordnungen in der Medizinproduktindustrie bestätigt.

- **Warnung vor Billiganbietern:** Fallbeispiele zeigen die verheerenden Folgen der Anwendung von nicht zertifizierten Wasserionisierern. Die Unterschiede zwischen Originalprodukten und Plagiaten sind in Bezug auf Materialien und Herstellungsverfahren entscheidend.

- **Filter:** Alle eingebauten Filter müssen nach einer gewissen Nutzungsdauer ausgetauscht werden. Dies ist schön und gut. Doch wer garantiert dem Verbraucher, dass in jedem Fall schadstofffreie Füll- und Reinigungsmittel zum Einsatz kommen? Vertrauen Sie bitte nur zertifizierten Herstellern.

- **Die Bedeutung der CE-Kennzeichnung:** Die CE-Kennzeichnung allein ist kein Qualitätssiegel, sondern bestätigt lediglich die Einhaltung von Sicherheitsstandards. Verbraucher sollten die Grenzen dieses Zeichens verstehen und sich nicht ausschließlich darauf verlassen.

- **Gesundheitliche Aspekte und Filtertechnologie:** Zertifiziertes ionisiertes Wasser bietet gesundheitliche Vorteile und vermeidet potenzielle Gesundheitsrisiken. Bei der Reinigung und Aufbereitung des Wassers spielen die Ionisierungseinheit und die Filtertechnologie eine entscheidende Rolle.

- **Auswahl an Ionisierungsmöglichkeiten:** Original-Wasserionisierer bieten eine breite Palette von Ionisierungsmöglichkeiten mit unterschiedlichen pH-Werten. Diese reichen von desinfizierendem Wasser mit einem pH-Wert von 2,5 bis hin zu revitalisierendem Wasser mit einem pH-Wert von 11,5 für Obst und Gemüse.

- **Schlussfolgerungen und Empfehlungen:** Es ist wichtig, die Gesundheit nicht zu gefährden und sich für qualitativ hochwertige, zertifizierte Wasserionisierer zu entscheiden. Im Zweifelsfall sollten sich Verbraucherinnen und Verbraucher professionell beraten lassen, um die bestmögliche Wahl zu treffen. Gerne berate ich Sie unabhängig und kostenlos!

Wasseraufbereitung für zu Hause

Nachdem Sie meine Ausführungen in den einzelnen Kapiteln verfolgt haben, werden Sie mir sicherlich zustimmen, dass die Anschaffung einer Osmoseanlage nur in Regionen sinnvoll ist, in denen das Trinkwasser aus verschiedenen Gründen sehr stark belastet ist.

Als ich vor zehn Jahren schwer erkrankte, folgte ich der Empfehlung eines Arztes und kaufte ein medizinisch zertifiziertes Ionisationsgerät. Heute, im Jahr 2024, da ich alle Vorteile dieses Wassers kenne, kann ich Ihnen schwören, dass das Wasser, das ich mit meinem "My-Aquawise" produziere, mein Leben gerettet hat. Es gibt nichts Besseres für unseren Körper als perfekt ionisiertes Wasser.

Mit diesem Buch möchte ich meine Erfahrungen weitergeben und diese Technologie allen Interessierten vorstellen.

Wie immer werden die besten Geräte in Billiglohnländern kopiert und man versucht, sie in Korea und China billiger herzustellen. Aber keines dieser Plagiate kommt meiner Meinung nach, nach zehn Jahren Forschung und gesammelter Erfahrung, an die Spitzentechnologie meines "My-Aquawise" heran.

My-Aquawise ist ein mehrstufiges System. Zunächst wird das Wasser im Gerät vorgefiltert, um verschiedene organische und anorganische Schadstoffe zu entfernen. Danach wird das Wasser ionisiert, um ein gesundes und energiereiches Wasser zu erzeugen.

Nun zu den Feinheiten, die bei der Produktauswahl zu beachten sind: Mein Gerät hat einen Hochleistungsfilter, der bis zu 6000 Liter Wasser reinigen kann. Die Nachbauten verwenden in der Regel zwei Filter, um das Wasser vorzufiltern. Dennoch ist es ratsam, auf die Reinigungsleistung zu achten. Ein etablierter Anbieter eines Produkts gibt an, dass der Filter nach 3000 Litern gewechselt werden sollte, ein anderer empfiehlt dies spätestens nach 3600 Litern oder 9 Monaten. Bei diesen Angaben frage ich mich, ob die Filter so schlecht sind oder ob wieder Geld verdient werden soll?

Es gibt noch viele andere Anbieter, die alle nach Lust und Laune die Filterleistung beziffern. Wer garantiert mir als Verbraucher, dass die Utensilien im Filter immer von bester Qualität sind? Qualität kann nur in einem zertifizierten und überwachten Umfeld entstehen. Oder sage ich etwas Falsches?

Die Analogie von billigen Druckern und teuren Druckerpatronen ist für mich bei der Filterleistung naheliegend: Oft entpuppt sich ein vermeintliches Schnäppchen als teure Angelegenheit. Während das Gerät meist erschwinglich ist, verdient der Hersteller an den regelmäßig zu erneuernden Druckerpatronen. Ich will niemandem etwas unterstellen, aber so kam es mir vor.

Nur sprechen wir hier in dem Buch nicht von Druckern, sondern vom ultimativen Lebensmittel Nr. 1.

Wasser ist Leben, und da sollte man doch alle Vorsicht walten lassen, oder?

Betrachten wir nun den Bereich der erzeugten pH-Werte:

- My-Aquawise produziert Wasser mit einem pH-Wert von 2,5 bis ca. 11,5.

- Lieferant X produziert Wasser mit einem pH-Wert von 5,0 bis ca. 10,5.

- Lieferant Y produziert Wasser mit einem pH-Wert von 3,5 bis ca. 10.

Es ist wichtig zu verstehen, dass (fast) alle in Europa angebotenen Geräte in der Lage sind, basisches Trinkwasser gemäß Trinkwasserverordnung mit einem pH-Wert zwischen 6,5 und 9,5 zu erzeugen. **Aber ist das genug?**

Für mich nicht, aber das muss jeder für sich selbst beantworten. Meiner Meinung nach geht Qualität vor Quantität. Es geht um unser Lebenselixier Nr. 1, unser Trinkwasser.

Mein Ziel bei der Erstellung dieses Buches war es nicht, alle gängigen Anbieter zu vergleichen, um ein bestimmtes Produkt zu empfehlen, obwohl ich von meinem My-Aquawise 100% überzeugt bin. Mein Ziel war es, Ihnen die Ionisation näher zu bringen. Wählen Sie für sich ein qualitativ hochwertiges Produkt.

Achten Sie auf den ORP-Wert in mV, auf ein gesundheitsförderndes Redoxpotential, auf eine perfekte Clusterstruktur, die Sie auch bei pH 2,5 und 11,5 erzeugen können, und auf einen hohen Anteil an aktivem Wasserstoff, um auch zu Hause einen Jungbrunnen zu haben.

Achten Sie auf alle Zertifikate. Nur ein medizinisch zertifiziertes Gerät hält, was es verspricht.

Verändern Sie Ihr Wasser – dann verändern Sie Ihr Leben!

Genießen Sie frisches, strukturiertes, ionisiertes, energetisiertes und geruchsfreies Wasser.

Es geht nicht nur darum, Wasser zu trinken. Es geht um viel mehr. Dies wird im Kapitel über die verschiedenen Nutzungen der unterschiedlichen Wasserarten erläutert.

Zuerst zeige ich Ihnen, wie ich mit dem ionisierten Wasser aus meinem „My-Aquawise" die „freien Radikale" in meinem Körper bekämpfe. Seit ich dieses Wasser trinke, musste ich keinen Arzt mehr aufsuchen, und das schon seit vielen, vielen Jahren.

Wer isst schon 150 kg Bananen am Tag?

Freie Radikale sind die Feinde unseres Körpers, sie schädigen die Zellen, beschleunigen den Alterungsprozess und erhöhen das Risiko für verschiedene Krankheiten. Ihr Gegenmittel? Antioxidantien! Diese kraftvollen Nährstoffe stecken in frischem Obst, Gemüse und hochwertigen Pflanzenölen. Doch wer von uns kann täglich die Mengen an Acai-Beeren, Aronia, Granatäpfeln oder anderen Obst- und Gemüsesorten verzehren, die notwendig sind, um unseren Körper optimal zu versorgen und die freien Radikale in Schach zu halten?

Die Realität ist, dass eine solche Ernährung für die meisten von uns weder praktikabel noch möglich ist. Aber es gibt einen Weg, wie wir unseren Körper trotzdem mit den lebenswichtigen Antioxidantien versorgen können - und zwar effizienter und bequemer.

Sehen Sie, was mein Wasser leisten kann!

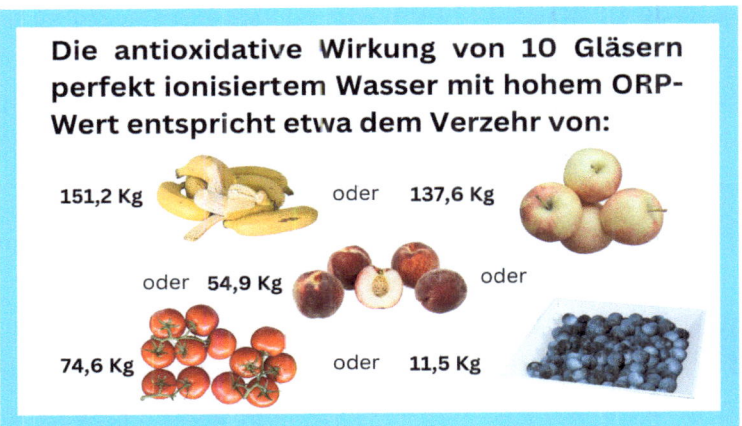

Als ich gesundheitliche Probleme hatte, fand ich diese bemerkenswerte Lösung: ein Wasserionisierungsgerät, das nicht nur die Vorteile eines hohen pH-Wertes und einer hexagonalen Wasserstruktur bietet, sondern auch eine wirksame Abwehr gegen freie Radikale.

Dieses medizinisch zertifizierte Gerät ist eine echte Multifunktionslösung. Es geht über die üblichen Ionisierungsfunktionen hinaus und besitzt die bemerkenswerte Fähigkeit, das Wasser von **schädlichen Fremdschwingungen** zu reinigen.

Erinnern wir uns an die bahnbrechenden Arbeiten von Masaru Emoto über die Bildung von Wasserkristallen - er hat gezeigt, dass Wasser ein Gedächtnis hat und auf Informationen, Bilder, Musik und sogar Gefühle reagiert.

Wenn also unser Leitungswasser mit negativen Informationen belastet ist, kann es sein, dass wir diese belasteten Schwingungen aufnehmen und uns schlecht fühlen, ohne den Grund dafür zu kennen.

Hier setzt mein My-Aquawise Gerät an: Es befreit das Wasser von diesen störenden Schwingungen und schafft so eine reine und energetisierte Basis für unsere tägliche Flüssigkeitszufuhr.

Mein aufbereitetes Wasser eignet sich nicht nur hervorragend für den täglichen Gebrauch, sondern auch für die Homöopathie und andere therapeutische Anwendungen. **Und ich gehe noch einen Schritt weiter:** Nach der Reinigung verleihe ich meinem Wasser zusätzliche energetische Vitalität, indem ich es mit bestimmten quantenanalysierten Frequenzprogrammen behandle, was ich ebenfalls jedem nur empfehlen kann.

Die spürbare Wirkung dieser Wasserbehandlung hat mein persönliches Wohlbefinden auf natürliche Weise gesteigert und ist zu einem unverzichtbaren Bestandteil meiner täglichen Routine geworden.

Wer möchte nicht von dieser einfachen und wirksamen Methode profitieren, die „freien Radikale" zu eliminieren?

Der Wasserkreislauf im menschlichen Körper: Ein Blick in unser inneres Aquarium

Wasser spielt in unserem Körper eine wesentliche Rolle, vergleichbar mit dem Wasser in einem Aquarium, das das ökologische Gleichgewicht von Lebensräumen unterstützt. Etwa 70 Prozent unseres Körpergewichts besteht aus Wasser, das sich wie die verschiedenen Zonen eines Aquariums auf unterschiedliche Weise verteilt.

Da ist zunächst das extrazelluläre Wasser, das sich außerhalb der Zellen befindet und etwa ein Drittel der Körperflüssigkeiten ausmacht. Dieses Wasser ist für den Transport von Nährstoffen, Sauerstoff und anderen lebenswichtigen Substanzen zu den Zellen und Organen unerlässlich.

Das intrazelluläre Wasser hingegen befindet sich innerhalb der Zellen und macht etwa zwei Drittel des gesamten Körperwassers aus. Es dient als Medium für biochemische Reaktionen und ist für die Zellfunktionen unentbehrlich.

Der Austausch zwischen intrazellulärem und extrazellulärem Wasser findet ständig statt, um ein optimales Gleichgewicht zu erhalten. Täglich werden mehrere Liter Wasser zwischen diesen beiden Bereichen ausgetauscht, um die Zellen mit Nährstoffen zu versorgen und von Abfallstoffen zu befreien.

Dieses fein ausbalancierte System kann jedoch durch Umwelteinflüsse, falsche Ernährung, ungesunde Lebensgewohnheiten und ungeeignete Getränke gestört werden. Wenn das extrazelluläre Wasser aus dem Gleichgewicht gerät, kann dies zu einer Beeinträchtigung der Zellfunktionen führen und die Gesundheit beeinträchtigen.

Die Ausscheidung von extrazellulärem Wasser erfolgt hauptsächlich über den Urin, mit dem Schlacken und überschüssige Substanzen aus dem Körper ausgeschieden werden. Darüber hinaus wird Wasser durch Schwitzen ausgeschieden, das dem Körper hilft, seine Temperatur zu regulieren und Giftstoffe auszuscheiden.

Es ist wichtig zu verstehen, dass ein ausgeglichener Wasserkreislauf im menschlichen Körper für Gesundheit und Wohlbefinden unerlässlich ist.

Das richtige Wasser zu trinken, das frei von Schadstoffen ist und die richtigen Mineralien enthält, ist daher von größter Bedeutung, um den Körper ausreichend mit Flüssigkeit zu versorgen und seine Funktionen zu unterstützen.

Den Pionieren und Visionären des Wassers gewidmet

In diesem Kapitel möchte ich mich bei den Pionieren und Visionären des Wassers bedanken, die mich auf meiner Reise durch die vielfältige Welt dieses lebensspendenden Elements begleitet haben. Wasser ist weit mehr als nur eine Quelle der Erfrischung; es ist eine Essenz des Lebens, die tiefgreifende Auswirkungen auf unseren Körper und unseren Geist hat. Dank dieser herausragenden Persönlichkeiten habe ich gelernt, dass Wasser eine entscheidende Rolle für unser Wohlbefinden spielt, weit über das bloße Stillen unseres Durstes hinaus. Ihre Forschungen, ihr Wissen und ihre Hingabe haben mein Verständnis für die Bedeutung des Wassers in unserem Leben bereichert und erweitert. Möge dieser Dank meine tiefe Wertschätzung für ihre Arbeit ausdrücken und möge ihr Vermächtnis dazu beitragen, dass immer mehr Menschen die Bedeutung und die Wunder des Wassers erkennen.

- **Nobelpreisträger Dr. Henri Coanda**: "Mein Dank gilt dem herausragenden Geist von Dr. Henri Coanda, dessen bahnbrechende Forschung über die Eigenschaften des Wassers im Hunzatal den Grundstein für mein Verständnis gelegt hat. Seine Entdeckungen haben die Tür zu einer tieferen Erforschung des Wassers geöffnet.

- **Dr. Patrick Flanagan:** "Besonderer Dank gebührt Dr. Patrick Flanagan für sein lebenslanges Engagement in der Wasserforschung. Seine jahrzehntelange Arbeit, das legendäre Hunzawasser zu rekonstruieren und zu perfektionieren, inspiriert mich zutiefst und veranschaulicht die transformative Kraft des Wassers".

- **Viktor Schauberger:** "In Dankbarkeit erinnere ich mich an Viktor Schauberger, dessen visionäre Arbeit auf dem Gebiet der Wasserforschung und -aufbereitung die Grenzen des Verstehens erweitert hat. Sein Vermächtnis erinnert uns daran, dass Wasser mehr als nur eine Ressource ist, es ist eine Quelle unendlicher Möglichkeiten".

- **Masaru Emoto:** "Mein Dank gilt Masaru Emoto, dessen bahnbrechende Arbeiten über die Bildung von Wasserkristallen das Bewusstsein für die subtilen Eigenschaften des Wassers geschärft haben. Seine Erkenntnisse über das Gedächtnis des Wassers eröffnen neue Perspektiven für das Verständnis seiner Rolle in unserem Leben".

- **Professor Gerald Pollack:** "Ein herzliches Dankeschön an Professor Gerald Pollack für seine bahnbrechenden Entdeckungen, die die Welt der Wasserforschung verändert haben. Seine Entdeckung des EZ-Wassers hat ein neues Kapitel im Verständnis der physikalischen und biologischen Eigenschaften des Wassers aufgeschlagen".

- **Otto Heinrich Warburg:** "Im Gedenken an den bedeutenden Biochemiker Dr. Otto Heinrich Warburg, dessen mit dem Nobelpreis ausgezeichnete Forschungen die Bedeutung eines basischen Milieus für die Gesundheit hervorhoben. Seine Worte erinnern uns daran, dass die Grundlage für Gesundheit und Wohlbefinden im richtigen Gleichgewicht liegt".

- **Professor Alexis Carrel:** "Ich danke Professor Alexis Carrel für seine bahnbrechenden Arbeiten auf dem Gebiet der Zellforschung. Seine Entdeckungen über die Unsterblichkeit der Zelle und die Rolle der sie umgebenden Flüssigkeit inspirierte mich, die Bedeutung einer gesunden Umwelt für das Leben zu erkennen.

- **Dr. Mu Shik Jhon**: "Ich danke Dr. Mu Shik Jhon für seine bahnbrechenden Entdeckungen über die molekulare Struktur des Zellwassers und deren Auswirkungen auf die Gesundheit. Seine Arbeit eröffnet neue Wege in der Behandlung von Krankheiten und unterstreicht die transformative Kraft von hexagonalem Wasser".

- **Dr. Wolfgang Ludwig (1927–2004):** „Mein Dank gilt Dr. Wolfgang Ludwig, dessen bahnbrechende Forschung zur Informationsspeicherung im Wasser und der Wechselwirkung mit elektromagnetischen Feldern unser Verständnis der biologischen Wirkung von Wasser revolutionierte. Sein Pioniergeist machte unsichtbare Wasserstrukturen wissenschaftlich greifbar und nutzbar für die Gesundheit."

Zeit seines Lebens suchte er nach Wahrheit und fasste seine Erkenntnis prägnant zusammen:

„Die Behauptung mancher Wissenschaftler über ein unverstandenes Gebiet – ‚Das gibt es nicht' – ist unwissenschaftlich. Man kann allenfalls sagen: ‚Ich weiß nichts darüber'."

Pionierhaft zertifizierte Wassertechnologie: Ein Blick auf die Zukunft der Hydration

In der heutigen Wasserwelt gibt es einen Pionier, der die Grenzen der Innovation sprengt: My-Aquawise.

Dieses revolutionäre Ionisationsgerät, das die Quelle des Lebens, das Wasser, neu definiert, ist mehr als nur ein Produkt. Es ist ein Versprechen für die Zukunft der Hydratation. My-Aquawise, entwickelt und hergestellt von einem Unternehmen, das an der Spitze der Ionisierungstechnologie für alkalisches Wasser steht, verkörpert die Verschmelzung von Wissenschaft und Handwerk.

Durch das konsequente Streben nach Exzellenz hat dieses Gerät die höchsten Zertifizierungen der Branche erhalten, darunter DIN ISO 9001, ISO 14001 und ISO 13485 für Qualitätskontrolle und Umweltmanagement. Die Krönung dieser Errungenschaften ist das Gold Seal der Water Quality Association, eine begehrte Auszeichnung, die nur wenigen verliehen wird.

Was macht den My-Aquawise so einzigartig? Es ist nicht nur ein Wasserionisierer, es ist ein Schritt zu einem gesünderen Lebensstil, eine Investition in die eigene Vitalität. Das Gerät verwandelt gewöhnliches Leitungswasser in reines, gesundes Trinkwasser, das mit Elektrolyten angereichert und mit Wasserstoff gesättigt ist. Dieses Wasser, das wir täglich zu uns nehmen, wird zu einem entscheidenden Faktor für unsere Gesundheit und unser Wohlbefinden.

Durch seine einzigartige Fähigkeit, zellgängiges Wasser zu produzieren, trägt My-Aquawise zur Steigerung der körperlichen Leistungsfähigkeit, zur beschleunigten Regeneration und zu einem allgemeinen Gefühl der Lebensfreude bei. Denn es ist bekannt, dass wir zu ca. 70% aus Wasser bestehen und nur wenn dieses Wasser sauber und rein ist, können wir die volle Kraft unseres Daseins entfalten.

Die Berichte der Menschen, die My-Aquawise trinken, zeugen von der Veränderung. Sie sprechen von mehr Vitalität, besserer Gesundheit und einem neuen Bewusstsein für die Bedeutung der Hydration. Aber das ist erst der Anfang einer Reise, die uns in eine Welt führt, in der Wasser nicht nur ein einfaches Getränk ist, sondern ein mächtiges Instrument für unser Wohlbefinden.

Mit My-Aquawise treten wir in eine Ära der Erneuerung ein, eine Ära, in der Technologie und Natur in harmonischer Symbiose existieren. Es ist an der Zeit, die Tür zu einer besseren Zukunft aufzustoßen, einer Zukunft, in der Ionisierungsgeräte wie My-Aquawise nicht nur existieren, sondern die Norm sind.

My-Aquawise verwandelt Ihr Leitungswasser in ein sauberes, antioxidatives, basisches, feinstrukturiertes (zellgängiges), hexagonales Trinkwasser, das reich an verfügbaren Mineralien ist.

My-Aquawise Trinkwasser enthält die Mineralien Kalzium, Natrium, Kalium und Magnesium. Diese Mineralien geben Ihrem Körper die Energie und Gesundheit, die Sie brauchen, um durch den Tag zu kommen. Sie sorgen dafür, dass Ihr Körper sein Bestes geben kann.

Hier zeigt sich wieder der Vorteil gegenüber einer Osmoseanlage. Bei der Osmose werden alle nützlichen Mineralien entfernt und man erhält totes, krankmachendes Wasser.

Der My-Aquawise Herstellungsprozess: Wie aus Leitungswasser My-Aquawise Wasser wird

Die Bedeutung eines Qualitätsfilters für die Wasseraufbereitung.

In der heutigen Welt, in der die Qualität des Trinkwassers oft in Frage gestellt wird, ist die Wahl des richtigen Filters von entscheidender Bedeutung. Der interne Hochleistungsfilter von My-Aquawise ist das erste Glied in einem sorgfältig konzipierten Prozess, der sicherstellt, dass das resultierende Wasser frei von Verunreinigungen und gesundheitsschädlichen Substanzen ist.

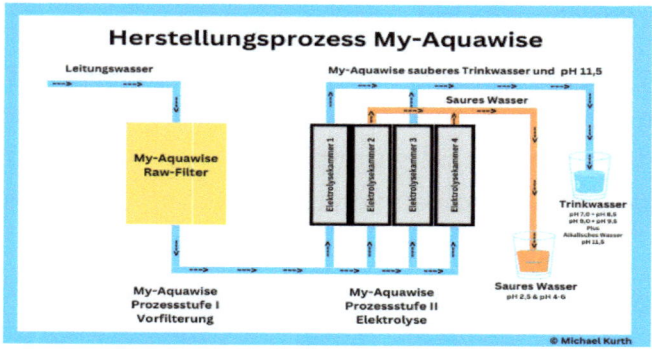

Prozessschritt I: Der Hochleistungsfilter

Bevor das Wasser in den Elektrolyseprozess gelangt, durchläuft es unseren internen Hochleistungsfilter. Dieser Filter wurde entwickelt, um Chlor, unangenehme Geschmacks- und Geruchsstoffe sowie Sedimente bis zu einer Größe von 5 Mikrometern effektiv zu entfernen. Seine Leistung geht weit über die herkömmlicher Filter hinaus:

Chlorentfernung: Unsere Filtertechnologie entfernt bis zu 97,5 % des Chlors aus dem Wasser und sorgt so für ein frisches, geruchsfreies Geschmackserlebnis.

Entfernung von Pestiziden und Herbiziden: Mit einer Effizienz von ca. 90% werden potenziell schädliche Chemikalien wie Pestizide und Herbizide reduziert, um ein gesünderes Trinkerlebnis zu gewährleisten.

Entfernung von Tensiden: Reinigungsmittelrückstände werden um ca. 90% reduziert, was zu einem reineren und natürlicheren Geschmack des Wassers führt.

In Gebieten mit besonders verschmutztem Leitungswasser kann dem My-Aquawise optional ein Zusatzfilter vorgeschaltet werden. Dieser NSF 61 zertifizierte Zusatzfilter bietet höchste Qualität und Sicherheit durch seine beeindruckenden Eigenschaften.

Effektive Entfernung von Krankheitserregern: Von zertifizierten Labors in den USA getestet, entfernt der My-Aqua Filter mehr als 99,99% der Viren und Bakterien, einschließlich Polio, E. coli und Norovirus.

Reduzierung von Schwermetallen: Mit Reduktionsraten von bis zu 95% für Blei und 90% für Eisen bietet der Filter eine effektive Lösung zur Entfernung von Schwermetallen wie Blei, Arsen und Cadmium.

Entfernung organischer und anorganischer Chemikalien: Der My-Aquawise-Filter entfernt wirksam verschiedene organische und anorganische Chemikalien, einschließlich flüchtiger organischer Verbindungen (VOCs) und Arzneimittelrückstände.

Investieren Sie in Ihre Gesundheit und genießen Sie das ultimative Trinkerlebnis mit unserem My-Aquawise-Filter. Denn sauberes Wasser ist nicht nur ein Grundbedürfnis, sondern auch ein wesentlicher Bestandteil eines gesunden Lebensstils.

Verlassen Sie sich nicht auf eine unbeaufsichtigte, nicht zertifizierte Filterproduktion, sondern entscheiden Sie sich für eine Lösung, die den höchsten Qualitäts- und Reinheitsstandards entspricht - wählen Sie My-Aquawise.

Prozessschritt II: Das Verfahren der Elektrolyse

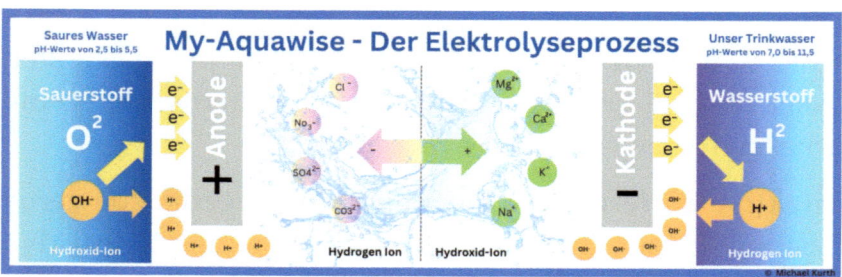

Elektrolyse ist ein chemischer Prozess, bei dem Wasser in alkalische, basische und saure Bestandteile getrennt wird. Die Art des erzeugten Wassers wird durch den pH-Wert bestimmt.

Ich werde versuchen, den Prozess der Elektrolyse und die Rolle der Hydroxid-Ionen, Wasserstoff-Ionen und Elektronen anhand der im Bild gezeigten Elemente klar und verständlich zu erklären.

Wie funktioniert Elektrolyse?

Die Elektrolyse ist ein chemischer Prozess, bei dem durch die Anwendung von elektrischem Strom eine chemische Reaktion in einem Elektrolyten ausgelöst wird. Ein Elektrolyt ist ein in Wasser gelöster Stoff, der in Ionen zerfällt. Wenn Gleichstrom angelegt wird, fließen Elektronen von der Anode zur Kathode. Die Kathode ist negativ geladen, die Anode positiv. Dadurch wandern die Ionen im Elektrolyten zu den jeweiligen Elektroden.

Die Rolle von Hydroxidionen und Wasserstoffionen:

Hydroxidionen (OH-) sind negativ geladene Ionen, die aus einem Sauerstoff- und einem Wasserstoffatom bestehen. Sie werden von der Kathode angezogen, da diese negativ geladen ist. Wasserstoffionen (H^+) sind einfach positiv geladene Protonen. Sie werden von der Anode angezogen, da diese positiv geladen ist.

Die Rolle der Elektronen:

Elektronen sind negativ geladene Elementarteilchen, die von der Anode abgegeben und von der Kathode aufgenommen werden. Sie spielen eine entscheidende Rolle bei der Umwandlung von Hydroxidionen in Wasserstoffionen und umgekehrt. An der Kathode nehmen die positiv geladenen Wasserstoffionen Elektronen auf und bilden Wasserstoffgas (H_2). An der Anode verlieren die negativ geladenen Hydroxidionen Elektronen und bilden Sauerstoffgas (O_2).

Die 8 Elemente und ihre Rolle:

- **Magnesium, Calcium, Kalium, Natrium:** Diese Elemente haben eine positive Ladung und werden von der Kathode angezogen.

- **Chlor, Nitrat, Sulfat, Carbonat:** Diese Elemente haben eine negative Ladung und werden von der Anode angezogen.

Insgesamt führt die Elektrolyse zu einer Trennung der geladenen Ionen im Wasser, wodurch sich die Zusammensetzung des Wassers ändert und ionisiertes Wasser entsteht.

Ich hoffe, dass diese Erklärung Klarheit und Verständnis für den Elektrolyseprozess und die Rolle der verschiedenen Elemente schafft.

Wichtig ist, dass die verwendete Elektrolyseeinheit aus hochlegierten Titanplatten mit einer Platinbeschichtung medizinischer Reinheit besteht, damit alles einwandfrei funktioniert.

Hier finden Sie eine Begriffserklärung:

Was ist eine Anode?

- Eine Anode ist eine Elektrode, die Elektronen aus einem Elektrolyten aufnimmt, an der also eine Oxidationsreaktion stattfindet. Sie ist die Gegenelektrode zur Kathode, die Elektronen abgibt.

Was ist eine Kathode?

- Eine Kathode ist eine Elektrode, an der positiv geladene Teilchen (Kationen) Elektronen aufnehmen können. An ihr kann also eine Reduktionsreaktion stattfinden. An ihrer Gegenelektrode, der Anode, findet die entsprechende Oxidation statt.

Was ist Mg?

- Es ist das Elementsymbol für Magnesium, das im Periodensystem die Ordnungszahl 12 hat. Magnesium gehört zu den zehn häufigsten Elementen der Erdkruste und ist ein für den menschlichen Körper lebensnotwendiges Mineral.

Was ist Ca?

- Es ist das Elementsymbol für Calcium (fachsprachlich: Kalzium), ein chemisches Element des Periodensystems mit der Ordnungszahl 20.

Was ist K?

- Das Elementsymbol steht für Kalium, es ist ein chemisches Element mit der Ordnungszahl 19, steht im Periodensystem in der ersten Hauptgruppe oder IUPAC-Gruppe und gehört zu den Alkalimetallen.

Was ist Na?

- Das Elementsymbol steht für Natrium, ein chemisches Element mit der Ordnungszahl 11, das im Periodensystem der Elemente in der 3. Periode und als Alkalimetall in der 1.

Was ist Cl?

- Das Elementsymbol steht für Chlor, ein chemisches Element mit der Ordnungszahl 17. Aufgrund seiner

Eigenschaften gehört Chlor zur Gruppe der Halogene, der siebten Hauptgruppe des Periodensystems der Elemente.

Was ist NO3-?

- Salze und Ester der Salpetersäure (HNO3) sind Nitrate. Das planare Anion NO3- ist negativ geladen. Nitrat ist (theoretisch) nicht giftig. Es kann jedoch im Verdauungstrakt des Körpers in das gesundheitsschädliche Nitrit umgewandelt werden. Dieses kann den Sauerstofftransport in den roten Blutkörperchen stören. Laut Bundesamt für Risikobewertung können aus Verbindungen mit Nitrit auch krebserregende Stoffe entstehen.

Was ist [SO4]2–?

- Dies sind Salze, die als Anion das Sulfation SO42- enthalten. Sulfate sind Salze oder Ester der Schwefelsäure, die in der Regel wasserlöslich sind. Man unterscheidet primäre und sekundäre Sulfate. Die neutralen sekundären Sulfate kommen auch im Trinkwasser vor. Primäre Sulfate werden in Shampoos und Waschmitteln verwendet.

Was ist CO_3^{2-}?

- Es ist das Carbonat-Ion und wird bei der Dissoziation von Kohlensäure zuletzt gebildet. Carbonate sind die Salze, die bei der Dissoziation von Kohlensäure entstehen. Sie bestehen aus einem Metallion und einem Carbonation. Man unterscheidet primäre und sekundäre Carbonate. Die primären Carbonate enthalten ein Wasserstoffatom und die sekundären Carbonate enthalten ein Metallion im Salz.

Was ist ein Hydroxid-Ion?

- Es handelt sich um ein zweiatomiges Anion mit der chemischen Formel OH-. Es besteht aus einem Sauerstoff- und einem Wasserstoffatom, die durch eine einzige kovalente Bindung verbunden sind, und trägt eine negative elektrische Ladung.

Was ist ein Hydrogen-Ion?

- Es sind einfach positiv geladene Protonen. Das positiv geladene Wasserstoff-Kation hat sein einziges Elektron abgegeben und kann sich nun an andere chemische Stoffe und Verbindungen anlagern.

Was ist ein e-?

- Es handelt sich um ein stabiles Elektron, das ein negativ geladenes Elementarteilchen ist. Ein Elektron ist Bestandteil der Atome und damit aller gewöhnlichen Materie. Es ist an den Atomkern gebunden und bildet die Elektronenhülle des Atoms.

Entdecken Sie Ihr grünes Zuhause mit My-Aquawise

Einführung:

Willkommen auf Ihrer Reise zu einem grüneren Lebensstil mit My-Aquawise! In diesem Kapitel erfahren Sie, wie Sie mit dieser innovativen Technologie nicht nur Ihr Zuhause mit reinem, gesundem Wasser versorgen, sondern auch

Ihren ökologischen Fußabdruck verkleinern und zum Schutz unserer Umwelt beitragen können.

Mein Aquawise: Die Zukunft des Wassers

My-Aquawise ist mehr als nur ein Wasserionisierer - es ist eine Möglichkeit, Ihr Zuhause zu einem nachhaltigeren und gesünderen Ort zu machen. Mit der Fähigkeit, eine breite Palette von pH-Werten zu erzeugen, von stark saurem Wasser zur Desinfektion bis hin zu stark basischem Wasser zur Reinigung und Revitalisierung, bietet Ihnen My-Aquawise eine Vielzahl von Anwendungen direkt aus dem Wasserhahn.

Reduzieren Sie Ihren ökologischen Fußabdruck:

Indem Sie My-Aquawise in Ihr Zuhause integrieren, können Sie aktiv dazu beitragen, Ihren ökologischen Fußabdruck zu reduzieren. Stellen Sie sich vor, wie viel Plastikmüll Sie einsparen können, wenn Sie auf teure Einweg-Reinigungsmittel verzichten und stattdessen Ihr eigenes umweltfreundliches Reinigungswasser herstellen. Oder stellen Sie sich vor, wie viel Energie Sie sparen können, wenn Sie auf das Abkochen von Wasser in Plastikflaschen verzichten und stattdessen frisches, ionisiertes Trinkwasser direkt aus Ihrer eigenen Quelle beziehen.

Gesundheit und Wohlbefinden:

Neben den Vorteilen für die Umwelt bietet My-Aquawise auch zahlreiche Vorteile für Ihre Gesundheit und Ihr Wohlbefinden. Durch die Verwendung von ionisiertem Wasser können Sie nicht nur Ihr Immunsystem stärken, sondern auch die Qualität Ihrer Nahrung verbessern, Ihre Hautpflege optimieren und sogar den Geschmack Ihrer Lieblingsgetränke verbessern. My-Aquawise ist der Schlüssel zu einem ganzheitlichen Lebensstil, der Körper, Geist und Umwelt gleichermaßen unterstützt.

Schlussgedanken:

Es ist an der Zeit, dass wir alle Verantwortung übernehmen und unseren Teil dazu beitragen, unsere Umwelt zu schützen. Indem Sie My-Aquawise in Ihr Zuhause integrieren, können Sie nicht nur Ihre eigene Gesundheit und Ihr Wohlbefinden verbessern, sondern auch einen positiven Beitrag zur Gesundheit unseres Planeten leisten. Machen Sie noch heute den ersten Schritt auf Ihrer grünen Reise und entdecken Sie die unendlichen Möglichkeiten von My-Aquawise!

Wasservielfalt für Gesundheit und Haushalt

My-Aquawise ist weit mehr als ein erfrischendes Getränk - es ist ein vielseitiges Werkzeug für Gesundheit und Haushalt. Mit einer einfachen Berührung des Touchscreens können Sie eine Vielzahl von Wasserarten herstellen, die eine breite Palette von Anwendungen abdecken.

Die Vielfalt des My-Aquawise Wassers:

Von pH 2,5 für Desinfektionszwecke bis zu pH 11,5 für die schonende Reinigung von Obst und Gemüse bietet My-Aquawise eine Reihe von pH-Werten, die für die unterschiedlichsten Zwecke geeignet sind. Diese Vielfalt ermöglicht es Ihnen, Wasser genau nach Ihren Bedürfnissen herzustellen.

Gesundheit und Vitalität:

Wie bereits in den vorherigen Kapiteln erläutert, ist Wasser die Grundlage für Vitalität und ein gesundes Leben. Das von My-Aquawise produzierte Wasser ist nicht nur sicher, sondern auch gesundheitsfördernd. Es kann bedenkenlos für den täglichen Gebrauch sowie für Fitness- und Schönheitsanwendungen verwendet werden.

Nachhaltigkeit im Haushalt:

My-Aquawise bietet aber nicht nur gesundheitliche Vorteile. Es ist auch eine umweltfreundliche Alternative zu chemischen Reinigungsmitteln im Haushalt. Durch die Verwendung von ionisiertem Wasser können Sie auf chemische Reinigungsmittel verzichten und so Ihren ökologischen Fußabdruck verkleinern.

Ein Schritt in eine nachhaltigere Zukunft:

Indem Sie My-Aquawise in Ihren Alltag integrieren, tragen Sie dazu bei, Ihren ökologischen Fußabdruck zu verkleinern und die Umwelt zu schützen. Jeder kleine Schritt in Richtung Nachhaltigkeit zählt und die Nutzung von My-Aquawise ist eine einfache, aber effektive Möglichkeit, einen positiven Einfluss auf unsere Umwelt zu haben.

Fazit:

My-Aquawise ist mehr als nur Wasser - es ist ein Werkzeug für Gesundheit, Vitalität und Umweltschutz. Nutzen Sie die vielfältigen Anwendungsmöglichkeiten von My-

Aquawise, um Ihre Gesundheit zu unterstützen und gleichzeitig einen Beitrag zur Nachhaltigkeit zu leisten.

My-Aquawise: Die 5 Arten unseres Wassers

Die Magie der pH-Werte im Wasser: Seite 172 bis 193

Der Zauber von pH ≤ 2,7: Seite 174 bis 179

Die Magie von pH 4 - 6: Seite 180 bis 182

Die Reinheit von pH 7: Seite 183

Erfrischende Quelle von pH 8,5 – 9,5: Seite 184 bis 188

Wasserstoffreiches Wasser für Athleten: Seite 189 bis 191

Die transformative Kraft von pH ≥ 11,0: Seite 192 bis 193

Die Geräte von My-Aquawise produzieren 5 Arten von Wasser, die Sie für Ihre Gesundheit, Hochleistungssport, Schönheit, Desinfektion, Reinigung und in Ihrer Küche nicht nur zum Kochen verwenden können.

Viele Wasserarten werden auch von unseren Haustieren geliebt.

Die Magie der pH-Werte im Wasser

Das Wasser, das wir täglich zu uns nehmen, ist nicht einfach nur eine Flüssigkeit - es ist ein entscheidender Faktor für unsere Gesundheit und Vitalität. In seiner unsichtbaren Struktur verbirgt sich eine Welt von pH-Werten, die vielfältige Auswirkungen auf unseren Körper haben.

Der pH-Wert - Schlüssel zur Gesundheit

Der pH-Wert des Wassers ist nicht nur ein Zahlensalat, sondern ein wichtiger Indikator für seine Eigenschaften und möglichen Auswirkungen auf unseren Organismus. Von sauren pH-Werten, die der Desinfektion dienen, bis hin zu basischen pH-Werten, die unseren Körper mit Energie und Vitalität versorgen, reicht das Spektrum dieser unsichtbaren Skala.

Reise durch die pH-Vielfalt

Stellen Sie sich die pH-Skala als ein Spektrum vor, auf dem jede Zahl eine Tür zu einem anderen Aspekt der Gesundheit öffnet.

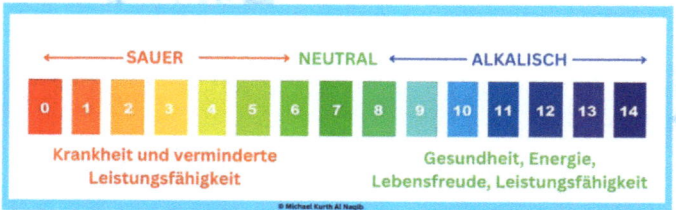

© Michael Kurth

172

Auf der einen Seite finden wir saures Wasser mit einem pH-Wert von 2,5, das Bakterien und Keime bekämpft und Oberflächen reinigt. Auf der anderen Seite steht das basische Wasser mit einem pH-Wert von 11,5, das nicht nur reinigt, sondern auch Obst und Gemüse belebt und frisch hält.

Die Bedeutung der Vielfalt

Die Vielfalt der pH-Werte in unserem Wasser ist wie ein Kaleidoskop der Gesundheit. Jeder Wert hat seine eigene Rolle zu spielen, seine eigene Geschichte zu erzählen. Aber zusammen bilden sie ein harmonisches Ganzes, das uns unterstützt, belebt und erfrischt.

Bewusstsein für Qualität

In einer Welt, in der Wasser oft als selbstverständlich angesehen wird, ist es wichtig, sich der Bedeutung der Qualität unseres Trinkwassers bewusst zu werden. Wenn wir uns für qualitativ hochwertiges, mineralstoffreiches Wasser mit einem ausgewogenen pH-Wert entscheiden, investieren wir in unsere Gesundheit und unser Wohlbefinden.

Aufruf zur Achtsamkeit

Betrachten wir die uns umgebende Wasserwelt mit neuen Augen. Entdecken wir die Magie der pH-Werte und wie sie uns auf dem Weg zu einem gesunden und erfüllten Leben unterstützen können. Denn in jedem Tropfen Wasser steckt das Potenzial für Gesundheit und Vitalität - es liegt an uns, es zu entdecken und zu nutzen.

Der Zauber von pH ≤ 2,7: Reinheit und Schutz

Willkommen in der Welt des ionisierten Wassers, in der selbst der niedrigste pH-Wert wie ein mächtiger Zauber wirkt. Bei einem pH-Wert von ≤ 2,7 entfaltet das Wasser seine reinigende Kraft, eine Waffe gegen Viren und Bakterien, die gegen seine stark desinfizierende Wirkung keine Chance haben.

Im übertragenen Sinne ist pH ≤ 2,7 das Schwert, mit dem wir unsere Küche, unsere Arbeitsflächen und sogar unsere eigenen Hände schützen. Es ist die ultimative Reinigungslösung, die Kreuzkontaminationen verhindert und uns vor Lebensmittelvergiftungen bewahrt.

Aber was macht dieses Wasser so besonders? Es ist die hypochlorige Säure, die durch sorgfältige Elektrolyse gewonnen wird, ohne eine stark saure chemische Substanz zu sein. Dieses Wasser ist mehr als ein Reinigungsmittel - es ist ein Verbündeter in unserem täglichen Kampf für Hygiene und Sicherheit.

Japan hat die Vorteile von pH ≤ 2,7 bereits erkannt und es als hypochloriges Wasser für die Reinigung und Desinfektion von Lebensmitteln zugelassen. Ein Beweis für seine Wirksamkeit und Bedeutung im Streben nach Gesundheit und Sauberkeit.

In einer Welt, in der Sauberkeit an erster Stelle steht, ist pH ≤ 2,7 unser treuer Begleiter, der uns hilft, ein Höchstmaß an Hygiene zu erreichen. Lassen Sie sich von seiner Magie verzaubern und entdecken Sie die Kraft des ionisierten Wassers - rein, sicher und unverzichtbar.

Nur mit My-Aquawise ist es möglich, Wasser mit einem pH-Wert ≤ 2,7 zu erzeugen, das eine wirksame Desinfektion bietet - ein unverzichtbares Werkzeug für alle, die höchste Hygienestandards erreichen wollen.

Nur My-Aquawise erzeugt Wasser mit pH ≤ 2,7   © Michael Kurth

Der Zauber von pH ≤ 2,7: Reinheit und Schutz

Desinfizieren Sie Ihre Lebensmittel

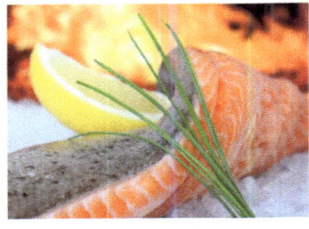
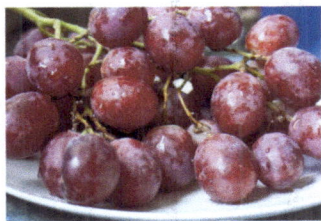
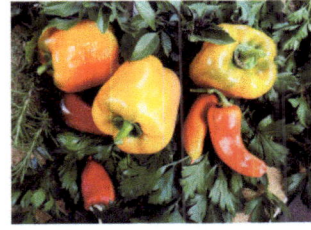
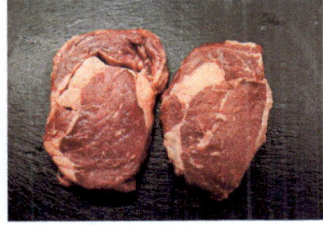
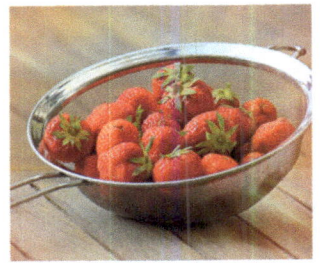
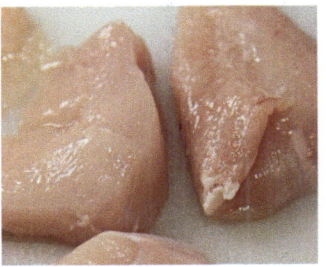
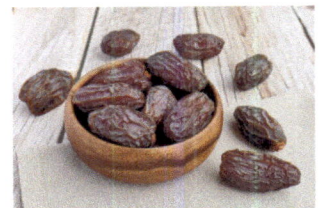
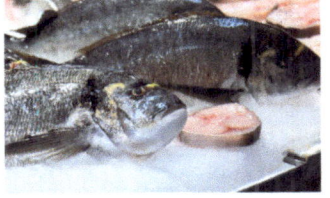

Nur My-Aquawise erzeugt Wasser mit pH ≤ 2,7   © Michael Kurth

175

Der Zauber von pH ≤ 2,7: Reinheit und Schutz

Desinfizieren Sie Ihre Utensilien

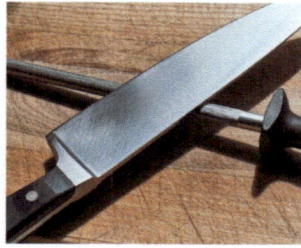 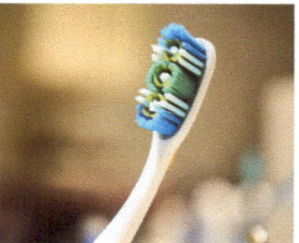
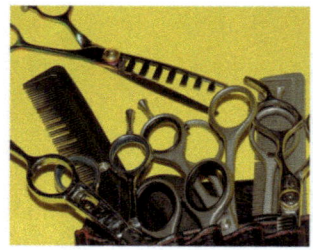 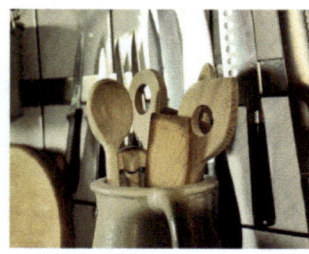
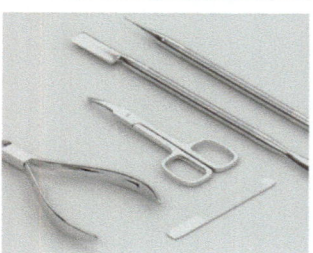 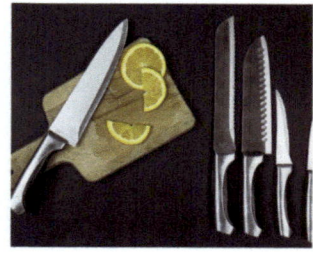
     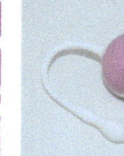

Nur My-Aquawise erzeugt Wasser mit pH ≤ 2,7   © Michael Kurth

Der Zauber von pH ≤ 2,7: Reinheit und Schutz

Desinfizieren Sie Ihre Hände

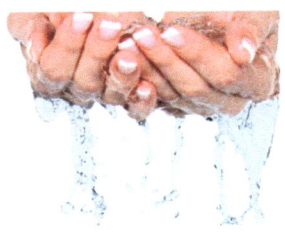 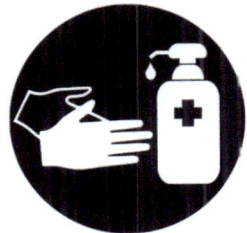

Desinfizieren Sie Küche & Arbeitsflächen

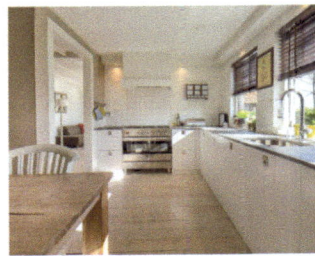 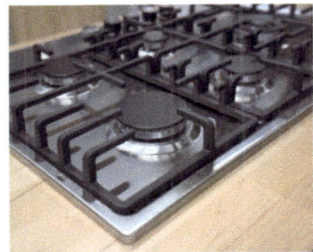

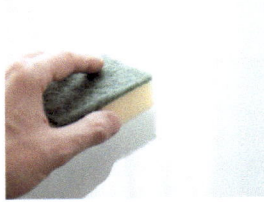 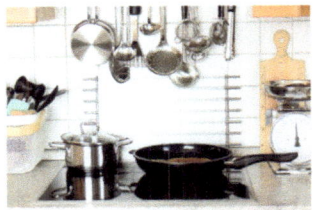

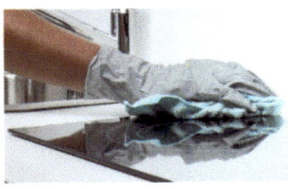 

Nur My-Aquawise erzeugt Wasser mit pH ≤ 2,7   © Michael Kurth

Der Zauber von pH ≤ 2,7: Reinheit und Schutz

Desinfizieren Sie Ihr Bad

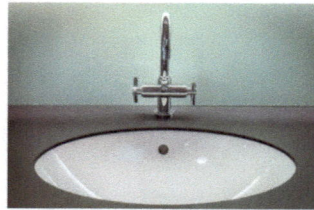 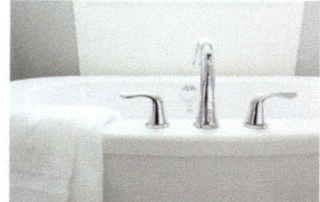

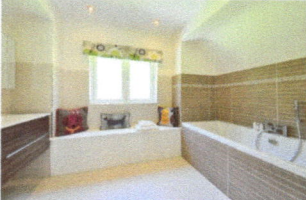 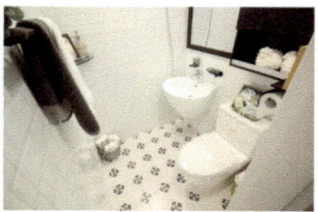

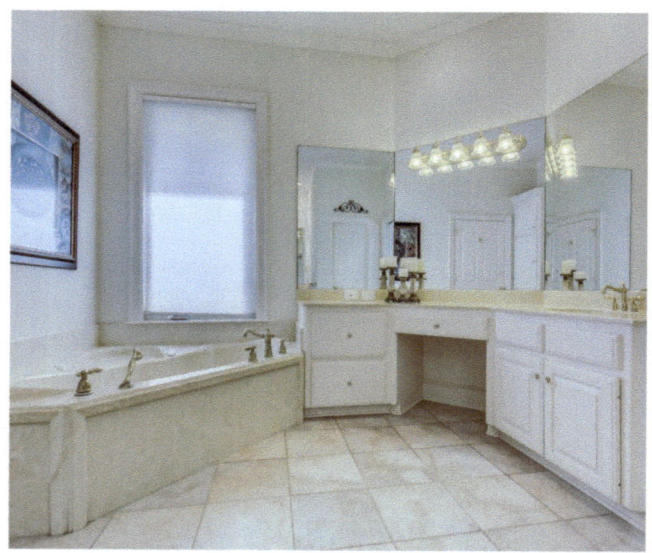

Nur My-Aquawise erzeugt Wasser mit pH ≤ 2,7   © Michael Kurth

Der Zauber von pH ≤ 2,7: Reinheit und Schutz

Desinfektion für industrielle Zwecke

Restaurants, Friseursalons, Kosmetiksalons, Kindergärten, Zoohandlungen, Alten- und Pflegeheime profitieren in hohem Maße vom Einsatz dieses stark sauren Wassers für Hygiene und Reinigung.

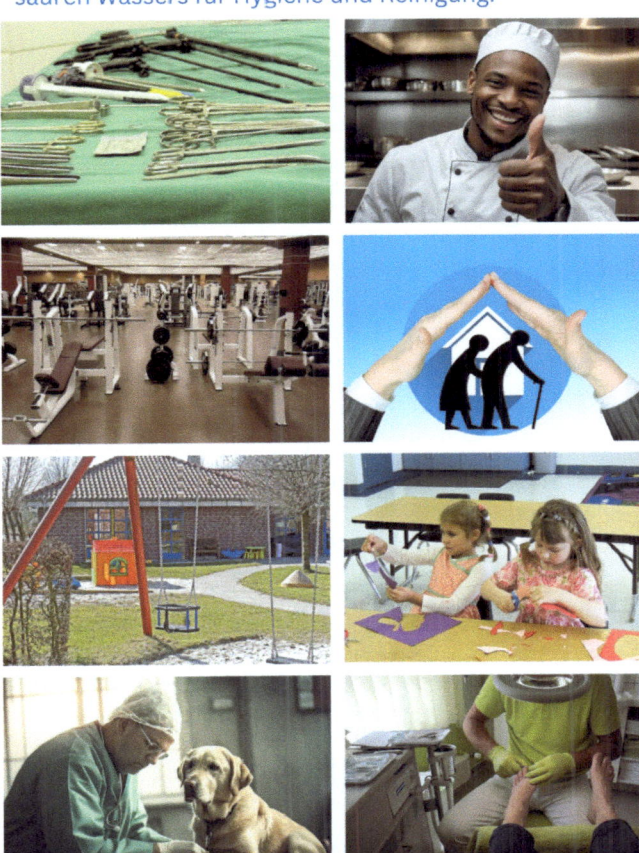

Nur My-Aquawise erzeugt Wasser mit pH ≤ 2,7   © Michael Kurth

Die Magie des Schönheitswassers: pH 4-6

Entdecken Sie die verborgenen Schätze des Schönheitswassers mit einem pH-Wert von 4 bis 6 - ein wahres Elixier für Ihre Schönheit und Reinheit.

Das leicht saure Wasser entfaltet seine vielseitige Wirkung in der Hautpflege, der Haushaltsreinigung und vielem mehr.

Erleben Sie die erfrischende Straffung und Festigung Ihrer Haut, während Sie sich in die adstringierende Wirkung dieses Wassers hüllen. Es ist nicht nur ein Hauttonikum, sondern auch ein perfekter Begleiter für Ihre Haarpflege und die Reinigung Ihrer Kleidung.

Von glänzenden Haaren bis hin zu weichen, flauschigen Textilien verwandelt dieses Wasser Ihre tägliche Routine in ein luxuriöses Wellnesserlebnis. Sogar Ihre geliebten Haustiere profitieren von seinem sanften Glanz.

Aber nicht nur für die Körperpflege. Im Haushalt wird es zum unentbehrlichen Reinigungsmittel. Von der Reinigung von Spiegeln und Fenstern bis hin zur Pflege von Parkett und Keramikfliesen hinterlässt es strahlende Sauberkeit ohne klebrige Rückstände.

Ob als Badezusatz, Reinigungsmittel oder Kochhilfe - pH 4-6 Wasser überzeugt durch seine Vielseitigkeit und Wirksamkeit. Tauchen Sie ein in die Welt der Schönheit und Reinheit mit diesem einzigartigen Wasserelixier.

Sie werden von dem Schönheitswasser begeistert sein, aber Achtung, es ist kein Trinkwasser.

© Michael Kurth

Die Magie des Schönheitswassers: pH 4-6

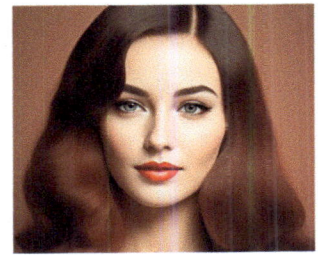
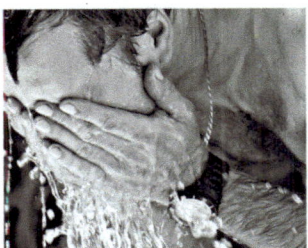
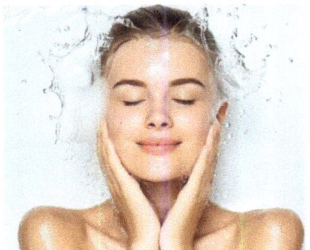
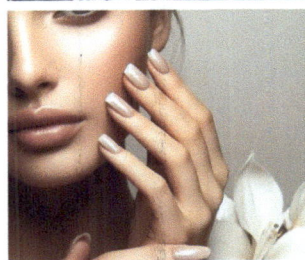
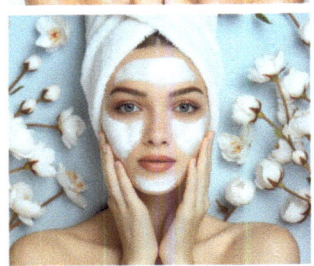
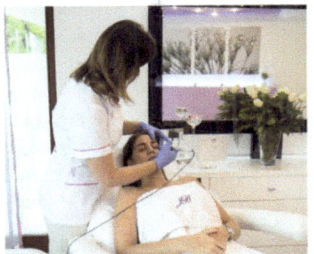
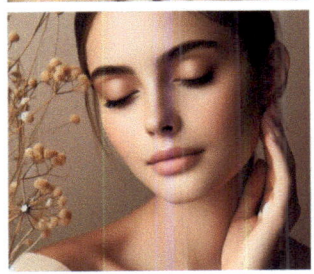
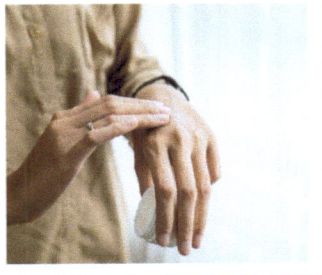

© Michael Kurth

Die Magie des Schönheitswassers: pH 4-6

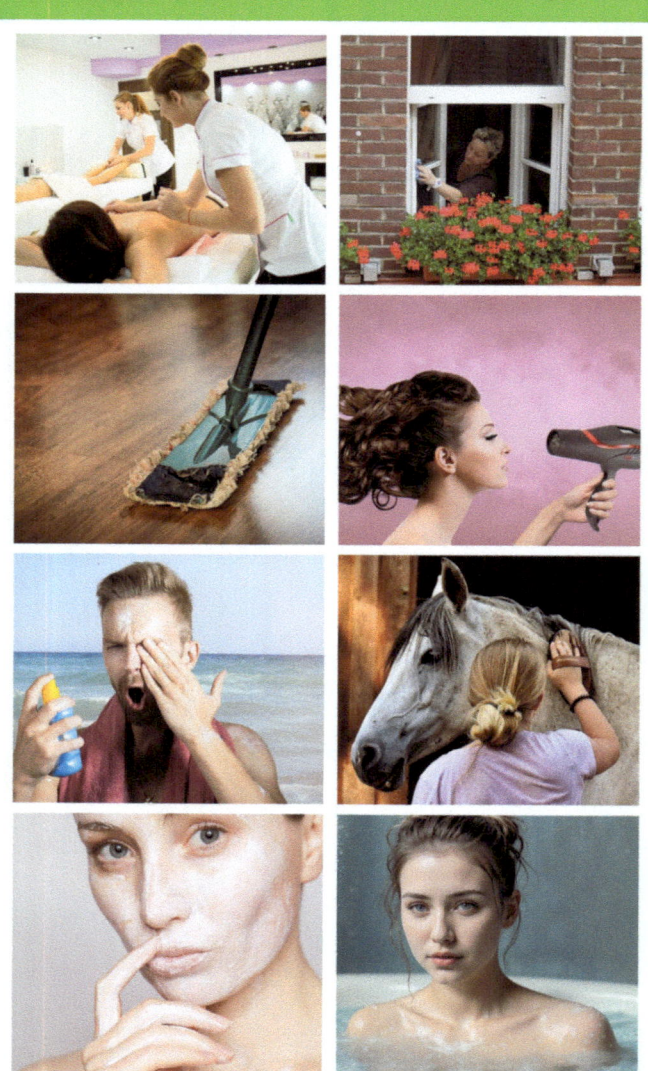

Reinheit als Ausgangspunkt: pH 7 Sauberes Wasser

In der Einfachheit des pH 7-Wassers liegt sein wahrer Zauber. Bevor es den elektrolytischen Prozess durchläuft, wird es sorgfältig durch unseren Hochleistungsfilter geleitet. Dieser filtert nicht nur Chlor, sondern auch unerwünschte Geschmacks- und Geruchsstoffe sowie Sedimente bis zu einer Größe von 5 Mikrometern heraus. **Das Ergebnis?**

Kristallklares, erfrischendes Wasser ohne unerwünschte Rückstände. Unser Filter entfernt bis zu 97,5 % des Chlors aus dem Wasser und sorgt so für ein frisches, geruchsfreies Geschmackserlebnis. Außerdem werden potenziell schädliche Chemikalien wie Pestizide und Herbizide um etwa 90 % reduziert, um ein gesünderes Trinkerlebnis zu gewährleisten.

Reinigungsmittelrückstände werden ebenfalls um ca. 90 % reduziert, was zu einem reinen und natürlichen Geschmack des Wassers führt.

PH 7 Wasser ist mehr als Wasser. Es ist ein Symbol für Reinheit und Wohlbefinden. Es eignet sich hervorragend für die Zubereitung von Babynahrung oder die Einnahme von Medikamenten und ist eine zuverlässige Quelle für die lebenswichtigen Mineralien, die im Leitungswasser enthalten sind.

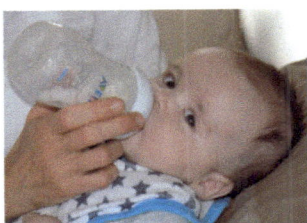 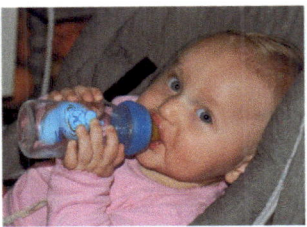

Tauchen Sie ein in d e Reinheit von Wasser mit einem pH-Wert von 7 - der Ausgangspunkt für ein gesundes und erfrischendes Leben

Die erfrischende Quelle des Wohlbefindens: pH 8,5 - 9,5
Ihr Weg zu Gesundheit und Vitalität

In einer Welt, in der unsere Gesundheit oft durch Hektik und Stress beeinträchtigt wird, suchen wir ständig nach einfachen Möglichkeiten, unser Wohlbefinden zu fördern. Was aber, wenn die Antwort auf unsere Suche so nahe und gleichzeitig so überraschend ist wie das Wasser, das wir täglich trinken?

Willkommen in der faszinierenden Welt des pH 8,5 - 9,5 Wassers - einer Quelle der Erneuerung, des Genusses und der Vitalität. Tauchen Sie ein in eine Welt, in der jeder Schluck dieser lebensspendenden Flüssigkeit ein Fest für die Sinne ist und gleichzeitig Ihrem Körper alles gibt, was er braucht, um in Bestform zu bleiben.

Was macht dieses Wasser so besonders? Beginnen wir mit seinem pH-Wert, einem sanften, aber starken Boten des Gleichgewichts. Mit einem pH-Wert zwischen 8,5 und 9,5 bringt dieses Wasser Ihren Körper in seinen natürlichen alkalischen Zustand zurück. Ein Zustand, der nicht nur die Gesundheit fördert, sondern auch ein Gefühl von Leichtigkeit und Vitalität vermittelt, das Sie durch den Tag begleitet.

Aber das ist noch nicht alles. Dieses Wasser ist mehr als nur ein Getränk - es ist ein wahrer Energielieferant. Mit seinem hohen ORP-Wert und seinem hohen Gehalt an Antioxidantien schützt es die Zellen vor den schädlichen Auswirkungen freier Radikale, die den Alterungsprozess beschleunigen und das Krankheitsrisiko erhöhen können.

Dank seiner einzigartigen hexagonalen Mikroclusterstruktur dringt dieses Wasser tief in Ihre Zellen ein, versorgt sie auf zellulärer Ebene mit Feuchtigkeit und unterstützt so die optimale Funktion Ihres Körpers.

Die erfrischende Quelle des Wohlbefindens: pH 8,5 - 9,5
Ihr Weg zu Gesundheit und Vitalität

Das Ergebnis?

Ein spürbarer Zuwachs an Energie, Vitalität und Wohlbefinden, den Sie Tag für Tag genießen können.

Doch die Vorteile dieses erfrischenden Wassers sind nicht nur für Ihren Körper, sondern auch für Ihre Umwelt und Ihr Budget von Vorteil. Durch den Verzicht auf Plastikflaschen tragen Sie nicht nur zum Schutz unserer wertvollen Ressourcen bei, sondern sparen auch Geld und reduzieren Ihren ökologischen Fußabdruck.

Warum also noch warten? Tauchen Sie ein in die erfrischende Welt des pH 8,5 - 9,5 Wassers und entdecken Sie die unzähligen Vorteile für Ihre Gesundheit, Ihr Wohlbefinden und unsere Umwelt. Denn manchmal liegt das Geheimnis des Glücks in einem einfachen Schluck Wasser.

Möchten Sie Ihr Leben bereichern und Ihre Gesundheit ganzheitlich unterstützen? Dann ist Wasser mit einem pH-Wert von 8,5 - 9,5 genau das Richtige für Sie.

Gönnen Sie sich das Beste und erleben Sie, wie Körper und Geist in Harmonie und Vitalität erblühen.

My-Aquawise verwandelt Ihr Leitungswasser in ein sauberes, antioxidatives, basisches, feinstrukturiertes (zellgängiges), hexagonales Trinkwasser, das reich an verfügbaren Mineralien ist.

Dieses Wasser und diese Mineralien versorgen Ihren Körper mit der Energie und Vitalität, die Sie brauchen, um den Tag in Bestform zu meistern und Ihr volles Potenzial zu entfalten. Kaufen Sie sich eine My-Aquawise und Sie werden glücklich sein!

Die erfrischende Quelle des Wohlbefindens: pH 8,5 - 9,5
Ihr Weg zu Gesundheit und Vitalität

© Michael Kurth

Die erfrischende Quelle des Wohlbefindens: pH 8,5 - 9,5
Ihr Weg zu Gesundheit und Vitalität

© Michael Kurth

Die erfrischende Quelle des Wohlbefindens: pH 8,5 - 9,5
Ihr Weg zu Gesundheit und Vitalität

© Michael Kurth

Die Kraft des Wassers für Höchstleistungen:

Wie ionisiertes, wasserstoffreiches Wasser Athleten unterstützt

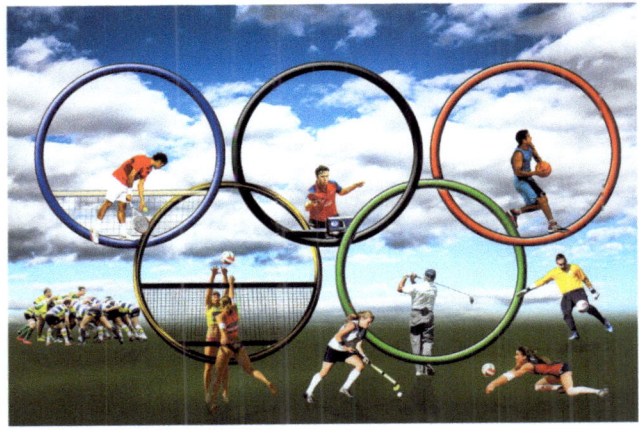

Tauchen Sie ein in die Welt des Sports und entdecken Sie, wie Wasser mehr als nur Durst löschen kann. Studien zeigen, dass ionisiertes, wasserstoffreiches Wasser mit einem pH-Wert von 8,5 bis 9,5 eine entscheidende Rolle für Sportler spielen kann. Eine Pilotstudie aus dem Jahr 2012 zeigte, dass Athleten, die dieses Wasser tranken, eine deutliche Verringerung der Muskelermüdung erfuhren, was zu einer verbesserten sportlichen Leistung führte. Die Gruppe, die das wasserstoffreiche Wasser trank, zeigte bei intensiven Belastungstests weniger Ermüdungserscheinungen als die Gruppe, die ein Placebo erhielt. Dieser Effekt wird dem negativ geladenen Wasserstoff zugeschrieben, der die Muskeln unterstützt und die Energiegewinnung verbessert. Mit My-Aquawise haben Sie die Möglichkeit,

© Michael Kurth

dieses verändernde Wasser in Ihren Alltag zu integrieren und Ihren sportlichen Zielen näher zu kommen. Verändern Sie Ihr Wasser, verändern Sie Ihr Spiel - erleben Sie die Kraft des ionisierten Wassers auf Ihrem Weg zu einem fitteren und vitaleren Selbst.

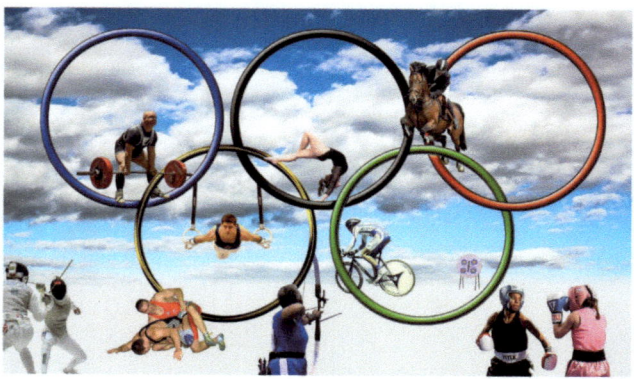

Es gibt einige Studien, die die Auswirkungen von ionisiertem, wasserstoffreichem Wasser auf Sportler untersucht haben. Hier sind zwei Beispiele:

1. Eine Pilotstudie aus dem Jahr 2012 untersuchte die Auswirkungen des Trinkens von wasserstoffreichem Wasser auf die Muskelermüdung bei Elite-Athleten während intensiver Belastungstests. Die Studie wurde von Aoki et al. durchgeführt und wurde in der Zeitschrift "Medical Gas Research" veröffentlicht.
2. Eine weitere Studie aus dem Jahr 2017, durchgeführt von Ostojic SM et al., untersuchte die Auswirkungen von ionisiertem, wasserstoffreichem Wasser auf die sportliche Leistungsfähigkeit und die Erholung bei Trainingsbelastung bei männlichen Fußballspielern.

Die erfrischende Quelle des Wohlbefindens: pH 8,5 - 9,5
Ihr Weg zu Gesundheit und Vitalität

Diese Studie wurde in der Zeitschrift "Journal of Sports Medicine and Physical Fitness" veröffentlicht.

Diese Studien liefern wichtige Erkenntnisse darüber, wie ionisiertes, wasserstoffreiches Wasser Athleten bei der Leistungssteigerung und Erholung unterstützen kann. Basierend auf den analysierten Studien ergibt sich ein deutliches Bild der potenziellen Vorteile von ionisiertem, wasserstoffreichem Wasser für Sportler:

1. **Verbesserte Leistungsfähigkeit:** Die Studien legen nahe, dass das Trinken von ionisiertem, wasserstoffreichem Wasser die muskuläre Ermüdung während intensiver Belastung reduzieren kann, was zu einer verbesserten sportlichen Leistungsfähigkeit führt. Athleten, die dieses Wasser konsumieren, zeigen während des Trainings und Wettkämpfen möglicherweise eine höhere Ausdauer und Leistungsfähigkeit.

2. **Schnellere Erholung:** Darüber hinaus legen die Untersuchungen nahe, dass ionisiertes Wasser die Erholung nach dem Training oder einem Wettkampf beschleunigen kann. Dies könnte bedeuten, dass Sportler schneller von intensiven Trainingseinheiten oder Wettkämpfen genesen und sich schneller wieder bereit für die nächste Herausforderung fühlen.

Insgesamt deuten diese Ergebnisse darauf hin, dass ionisiertes, wasserstoffreiches Wasser ein vielversprechendes Hilfsmittel für Athleten sein könnte, um ihre Leistung zu steigern und die Regeneration zu beschleunigen.

Wann steigern Sie Ihre tägliche Leistung und Regeneration?

Die transformative Kraft von pH ≥ 11,0 Wasser: reinigend, revitalisierend und mit revolutionärem Potenzial

Tauchen Sie ein in die Welt des pH 11,0-Wassers - eine wahre Quelle der Transformation.

Mit seiner außergewöhnlichen Reinigungskraft und seiner starken Quellfähigkeit durchdringt dieses Wasser mühelos Materialien, macht sie im Handumdrehen weich und verkürzt Kochzeiten. Doch sein Zauber geht weit darüber hinaus. Angereichert mit einer subtilen Menge Natriumhydroxid wird seine Reinigungskraft potenziert, während es gleichzeitig seine alkalisierende Natur beibehält. Dieses My-Aquawise Wasser ist mehr als nur ein Reinigungsmittel - es ist ein Lebensretter im täglichen Gebrauch. Von der Lebensmittelzubereitung bis zur gründlichen Reinigung löst es Rückstände, tötet Bakterien ab und entfernt selbst hartnäckige Flecken mühelos.

Entdecken Sie die grenzenlosen Anwendungsmöglichkeiten und die verwandelnde Kraft dieses einzigartigen Wassers.

An dieser Stelle möchte ich Ihnen einige Anwendungsbeispiele vorstellen.

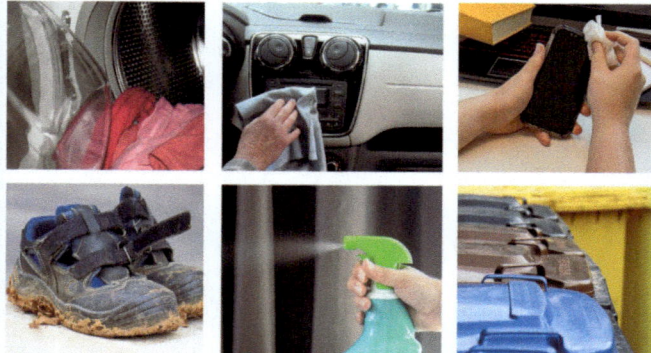

© Michael Kurth

Die transformative Kraft von pH ≥ 11,0 Wasser: reinigend, revitalisierend und mit revolutionärem Potenzial

Wie reinigen wir unser Obst und Gemüse am effektivsten?
Zuerst befreien wir es von allen Bakterien, Schimmelpilzen und anderen Verunreinigungen, indem wir es mit einer pH-Lösung von 2,5 behandeln. Anschließend legen wir es für eine Weile in ein Reinigungsbad mit einem pH-Wert von 11,5. **Was passiert dabei?**

Die kraftvolle Reinigungswirkung dieser Substanz durchdringt die auf dem Obst und Gemüse befindlichen Rückstände von Spritzmitteln und löst sie ab. Nach einigen Sekunden verfärbt sich das Wasser gelb, da die Rückstände hochgiftig sind.

In der Mitte des Bildes sehen Sie eine Schüssel mit klarem Leitungswasser, bevor wir das Obst in das Wasser mit pH 11,5 gelegt haben, haben wir es in das saubere Wasser gelegt, und wie Sie sehen, gab es keine Rückstände.

Interessanterweise revitalisiert sich unser Obst und Gemüse im Wasser mit einem pH-Wert von 11,5. Die Elektronen wandern durch die Schale und dringen ins Innere der Frucht ein.

Wir sind von den Ergebnissen dieser Methode so überzeugt, dass wir sie nicht mehr missen möchten. Alles, was wir mit einem pH-Wert von 11,5 gereinigt haben, schmeckt unglaublich frisch und rein, genau so, wie man sich Obst und Gemüse vorstellt.

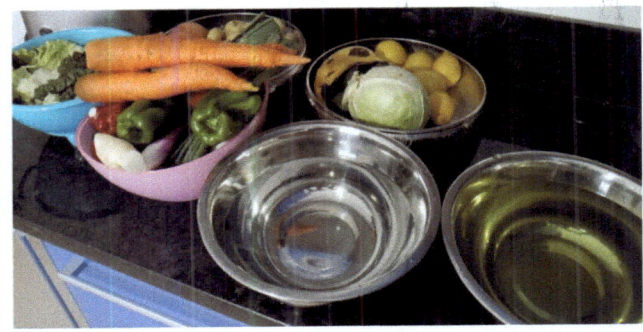

© Michael Kurth

Die verändernde Kraft des richtigen Wassers: Gesundheit beginnt mit medizinischer Wachsamkeit

Eine Erfrischung für Ihre Gesundheitsreise:

In einer Welt, in der sich der Stress des modernen Lebens oft negativ auf unsere Gesundheit auswirkt, sind wir ständig auf der Suche nach einfachen und natürlichen Möglichkeiten, unser Wohlbefinden zu verbessern. **In diesem Kapitel möchte ich Ihnen eine kleine, aber wirkungsvolle Praxis vorstellen, die Ihr Leben auf vielfältige Weise bereichern kann: Die medizinische Achtsamkeit mit warmem Wasser.**

Medizinische Achtsamkeit:

Es ist faszinierend zu erfahren, wie etwas so Alltägliches wie warmes Wasser eine so verändernde Wirkung auf unsere Gesundheit haben kann. Inspiriert von den Erkenntnissen japanischer Ärzte, möchte ich Ihnen einige der beeindruckenden gesundheitlichen Vorteile vorstellen, die mit dem regelmäßigen Genuss von warmem Wasser verbunden sind:

Linderung von Beschwerden:

Von Migräne bis zu Gelenkschmerzen hat sich warmes Wasser als wirksame natürliche Behandlung für eine Vielzahl von Gesundheitsproblemen erwiesen.

- **Herzgesundheit:** Der regelmäßige Genuss von warmem Wasser kann helfen, den Blutdruck zu regulieren und das Risiko von Herzproblemen zu verringern.

- **Förderung der Verdauung:** Warmes Wasser fördert die Verdauung und kann Magenbeschwerden lindern.

- **Entgiftung und Stärkung des Immunsystems:** Durch die Anregung der Stoffwechselprozesse im Körper unterstützt warmes Wasser die natürliche Entgiftung und stärkt das Immunsystem.

Die Praxis der Warmwassertherapie:

Die Anwendung der Warmwassertherapie ist einfach, und doch unglaublich wirkungsvoll. Beginnen Sie Ihren Tag, indem Sie gleich nach dem Aufstehen, wenn Ihr Magen noch leer ist, vier Gläser warmes Wasser trinken. Sie werden erstaunt sein, wie schnell Sie diese Menge trinken können und wie belebend sich das auf Ihren Tag auswirkt.

Es ist wichtig, nach dem Trinken von warmem Wasser mindestens 45 Minuten lang nichts zu essen, um die maximale Wirkung zu erzielen.

Die verwandelnde Kraft des richtigen Wassers:

Für mich persönlich war die Entdeckung des ionisierten Wassers aus meinem My-Aquawise-System ein Wendepunkt in meinem Streben nach Gesundheit und Wohlbefinden. Jeden Morgen trinke ich einen Liter Wasser mit einem pH-Wert von 9,5, noch bevor ich etwas esse. Das habe ich mir von den Japanern abgeschaut, die ein langes und gesundes Leben führen.

Es mag einfach erscheinen, aber die Auswirkungen auf meine Gesundheit waren unglaublich. Durch das regelmäßige Trinken von ionisiertem Wasser konnte ich meine Krankheit überwinden - auf natürliche Weise, ohne die Nebenwirkungen von Medikamenten.

In einer Welt voller Hektik und Stress ist es beruhigend zu wissen, dass es einfache, natürliche Wege gibt, unsere Gesundheit zu unterstützen.

Ich lade Sie ein, die verwandelnde Kraft des richtigen Wassers zu entdecken und Ihre eigene Reise zu einem gesünderen und vitaleren Leben zu beginnen.

Authentische Erfahrungen: Die Wahrheit hinter Kundenmeinungen

Liebe Leserinnen und Leser,

an dieser Stelle möchte ich Ihnen einen Blick hinter die Kulissen gewähren. Normalerweise würden Sie an dieser Stelle Wundergeschichten von anonymen Anwendern lesen, die angeblich die ultimative Lösung für all ihre gesundheitlichen Probleme gefunden haben. Aber das möchte ich Ihnen nicht zumuten.

Stattdessen möchte ich Ihnen eine ehrliche und authentische Perspektive bieten. Ich stehe persönlich dafür ein, dass das ionisierte, hexagonale, basische Aktivwasser, über das Sie in meinem Buch lesen, tatsächlich das hält, was ich darin verspreche. Als Berater habe ich schon vielen Menschen die Vorteile solcher Anlagen mit all ihren Vorzügen für den menschlichen Organismus erläutert. Ich kann Ihnen versichern: Die positiven Rückmeldungen, die wir erhalten haben, sind echt und aussagekräftig.

Nun möchte ich Ihnen eine Geschichte erzählen, die mir besonders am Herzen liegt - meine eigene.

Als ich 2013 mit der Diagnose Krebs konfrontiert wurde, fiel mein bisheriges Leben wie ein Kartenhaus in sich zusammen. Doch diese Krise wurde zu einem Wendepunkt in meinem Leben. Ich beschloss, meinen eigenen Weg zu gehen, meine eigene Behandlung zusammenzustellen. Dabei spielte das ionisierte Wasser aus meinem My-Aquawise-System eine wichtige Rolle.

Gemeinsam mit meiner Frau habe ich ein umfassendes Programm entwickelt, das auf fünf Säulen basiert: Auswahl aus der Schulmedizin, Rückkehr zum Ursprung, totale Entgiftung, komplette Ernährungsumstellung und Stärkung der Selbstheilungskräfte durch Meditation. Diese Strategie hat mir nicht nur geholfen, krebsfrei zu werden, sondern auch ein neues, erfülltes Leben zu führen.

Mein Weg war unkonventionell und wurde von vielen belächelt. Aber für mich war es die einzige Möglichkeit, meine Gesundheit wieder in den Griff zu bekommen und mein Leben zu retten. **Ich wollte keine Statistik sein, kein Opfer einer milliardenschweren Industrie.**

In diesem Buch geht es nicht nur um meine persönliche Geschichte, sondern auch um eine Botschaft: Sie haben es in der Hand, über Ihre Gesundheit zu entscheiden. Und ein wichtiger Teil dieser Entscheidung kann ionisiertes Wasser aus einer medizinisch zertifizierten Anlage wie My-Aquawise sein.

Ich hoffe, dass meine Erfahrungen Sie inspirieren und Ihnen Mut machen, Ihren eigenen Weg zu finden.

Herzlichst,

Michael Kurth

PS: Meine Krebserkrankung führte zum lebensspendenden Wasser. Zwei Bücher informieren Gleichgesinnte.

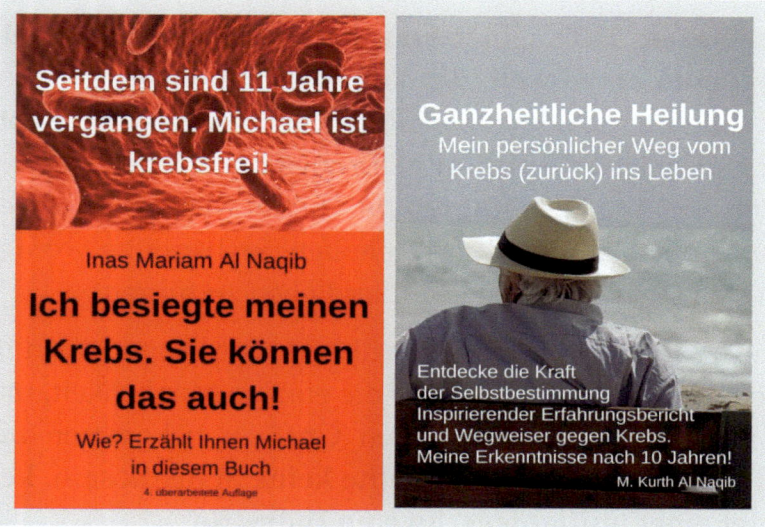

Sri Yantra - die Quelle des Lebens

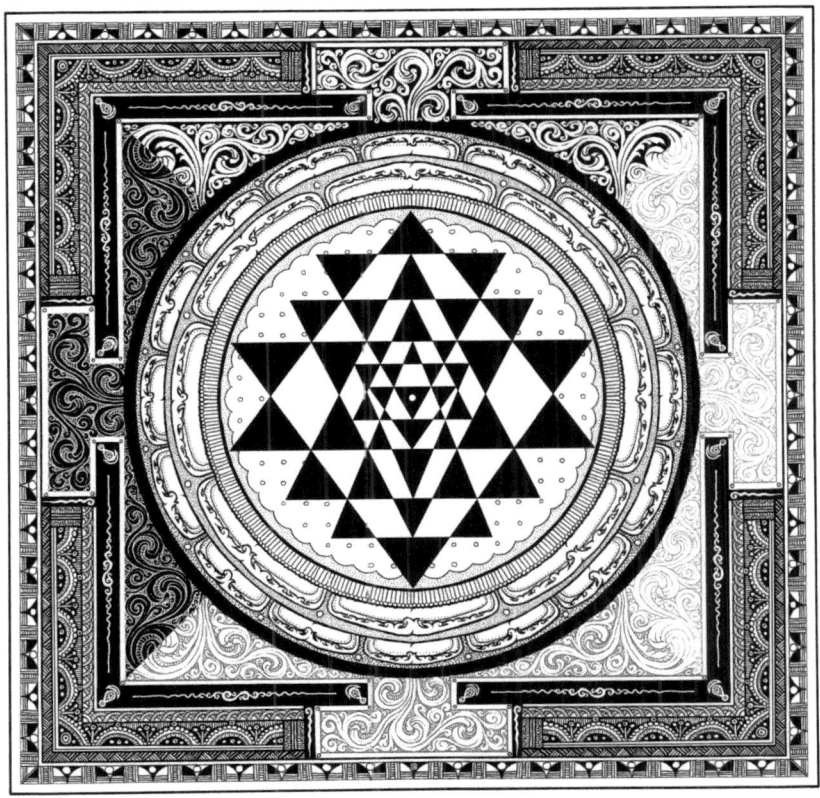

Das Sri Yantra, die höchste Form des göttlichen Seins, ist eines der ältesten, reinsten und kraftvollsten Symbole. Seine Entstehung wird auf über 12.000 Jahre datiert. **Der Überlieferung nach wird derjenige, der das Rätsel des Shri Yantra entschlüsselt, den Ursprung des Universums entdecken.**

Rückkehr zum Ursprung

Ich präsentiere Ihnen die Lösung des Rätsels des Shri Yantra und kann bestätigen, dass es den Ursprung des Universums und des Lebens auf diesem blauen Planeten erklärt.

Aber der Reihe nach:

Teil 1: Das Leben des Patrick Flanagan

Die Legende von Patrick Flanagan beginnt in den Weiten von Oklahoma City, USA, wo am 11. Oktober 1944 ein Kind geboren wurde, das die Welt verändern sollte. Schon früh zeigten sich sein außergewöhnliches Talent und sein unstillbarer Wissensdurst. Im Alter von nur 12 Jahren baute er aus Elektronikschrott einen Fernlenkwaffendetektor, der die Aufmerksamkeit des Verteidigungsministeriums auf sich zog und ihm den Weg zu einer bemerkenswerten Karriere ebnete.

Im Laufe der Jahre erwies sich Patrick Flanagan als wahrer Pionier der Wissenschaft. Seine Erfindung des Neurophons im zarten Alter von 14 Jahren machte ihn zu einer Legende seiner Zeit. Doch sein Interesse ging weit über die Grenzen herkömmlicher Erfindungen hinaus. Von den Tiefen des Ozeans bis zu den Geheimnissen des Universums reichte sein Forscherdrang, immer auf der Suche nach den verborgenen Wahrheiten des Lebens.

Teil 2: Patricks Wirken

Die Welt wurde auf ihn aufmerksam, als er das Neurophon erfand - ein Gerät, das das Potenzial hatte, die Grenzen der menschlichen Kommunikation zu durchbrechen. Doch damit war sein Interesse noch nicht erschöpft. Von den Tiefen des Ozeans bis zu den Geheimnissen des Universums - sein Forscherdrang war ungebrochen. Eine besondere Obsession galt dem uralten Symbol des Sri Yantra, das wie ein Schlüssel zu den Geheimnissen des Lebens wirkte. In jahrelanger Hingabe und akribischer Arbeit gelang es ihm, die verborgenen Zahlenverhältnisse dieses Symbols zu entschlüsseln - und stieß dabei auf eine Offenbarung von ungeahnter Tragweite.

Teil 3: Die Lösung des Rätsels des Sri Yantra und seine Bedeutung für uns Menschen

Die Enthüllung der mathematischen Muster des Sri Yantra führte zu einer Erkenntnis, die unser Verständnis von Wasser und Leben grundlegend verändert. Durch Dr. Flanagans Arbeit wurde klar, dass Wasserstoff in seiner reinen, negativ ionisierten Form nicht nur eine chemische Substanz ist, sondern die Essenz des Lebens selbst.

Das Wasser, das wir täglich trinken, ist weit mehr als nur eine Flüssigkeit. Es ist Träger der Licht- und Lebenskraft, die unsere Zellen nährt und belebt.

Der Zusammenhang zwischen den mathematischen Zahlenverhältnissen des Shri Yantra und den Spektrallinien von reinem Wasserstoff ist bemerkenswert.

Nachdem Dr. Flanagan die genauen Zahlenverhältnisse der Shri Yantra-Dreiecke ermittelt hatte, veröffentlichte er die Daten im Internet. Kurze Zeit später erhielt er einen Brief von einem Wissenschaftler, der ihm schrieb, er habe die veröffentlichten Zahlen des Shri Yantra gesehen und festgestellt, dass diese mathematischen Zahlenverhältnisse der so genannten Balmer-Reihe, den Spektrallinien von reinem Wasserstoff, entsprechen.

Diese Erkenntnis öffnet das Tor zu einer tieferen Wahrheit und erinnert uns daran, wie kostbar und lebensspendend das Wasser ist, das wir – meine Frau und ich - täglich zu uns nehmen.

PS: Die Balmer-Reihe ist eine Reihe von Spektrallinien im sichtbaren Bereich des elektromagnetischen Spektrums, die durch Übergänge von Elektronen in einem Wasserstoffatom verursacht werden. Diese Spektrallinien wurden erstmals im 19. Jahrhundert von Johann Balmer beschrieben. Sie spielen eine wichtige Rolle in der Spektroskopie und sind für die Physik und Astronomie von Bedeutung.

Die Verbindung zwischen den mathematischen Zahlenverhältnissen des Shri Yantra und den Spektrallinien von reinem Wasserstoff ist bemerkenswert und weist auf tiefere Zusammenhänge zwischen verschiedenen Bereichen der Wissenschaft hin.

Alles, was darüber hinausgeht, wird hier nicht von mir behandelt.

Liebe Leserinnen und Leser,

in diesem Buch habe ich versucht, das komplexe Thema Trinkwasser verständlich darzustellen und hoffe, dass mir dies gelungen ist. Wenn Sie das Gefühl haben, dass Ihnen dieses Buch geholfen hat, würde ich mich freuen, wenn Sie es an Freunde und Bekannte weiterempfehlen.

Die UNO warnt: Trinkwasser wird kostbarer als Gold. Schon heute haben über 1,1 Milliarden Menschen keinen Zugang zu sauberem Wasser, bis Mitte des Jahrhunderts könnten es über 3 Milliarden sein. Künftige Konflikte könnten sich an diesem lebenswichtigen Gut entzünden.

Doch nicht nur das Trinkwasser ist betroffen - Mikroplastik findet sich mittlerweile auch in unserer Nahrung. Täglich nehmen wir große Mengen davon zu uns, ohne es zu merken.

Im Durchschnitt nehmen wir allein mit der Nahrung 106 bis 120 MNP-Partikel pro Tag auf, das sind schockierende 5 Gramm Plastik pro Woche, was in etwa einer Kreditkarte entspricht.

Wir leben in einer Zeit der Umweltverschmutzung, vor der wir uns kaum schützen können. Täglich werden Giftstoffe und Plastik von der Industrie freigesetzt, ohne Rücksicht auf die Folgen für unseren Planeten und uns Menschen.

Während wir uns gegen viele Umweltgefahren nur bedingt schützen können, haben wir Einfluss auf die Qualität unseres Trinkwassers. Deshalb ist es wichtig, in eine qualitativ hochwertige Wasseraufbereitung zu investieren, um die Gesundheit unserer Familien und die Zukunft unserer Umwelt zu schützen.

Nun liegt es an Ihnen, aktiv zu werden.

Für Beratung und weitere Informationen stehen mein Team und ich Ihnen gerne zur Verfügung. Unsere Beratungen sind selbstverständlich kostenlos.

Mit den besten Grüßen

Michael Kurth

PS: Abschließende Gedanken:

Es ist an der Zeit, dass wir alle Verantwortung übernehmen und unseren Teil dazu beitragen, unsere Umwelt zu schützen. Indem Sie My-Aquawise in Ihr Zuhause integrieren, können Sie nicht nur Ihre eigene Gesundheit und Ihr Wohlbefinden verbessern, sondern auch einen positiven Beitrag zur Gesundheit unseres Planeten leisten. Machen Sie noch heute den ersten Schritt auf Ihrer grünen Reise und entdecken Sie die unendlichen Möglichkeiten von My-Aquawise!

Ich habe dieses Buch erstellt, um allen, die sich für saube-res ionisiertes, hexagonales, basisches Aktivwasser in-teressieren, beratend zur Seite zu stehen. Ich lege großen Wert darauf, nur über medizinisch zertifizierte Geräte zu informieren, die den Genuss von Wasser in höchster Quali-tät ermöglichen.

Bei Interesse nehmen Sie bitte über unsere Website Kon-takt mit mir auf.

Selbstverständlich sind alle Beratungsgespräche für Sie kostenlos.

Hier finden Sie meine Kontaktdaten:

Michael Kurth
E-Mail: mail@hexagonales--wasser.de
Webseite: www.hexagonales--wasser.de

Termine nach Vereinbarung.

In »Krebs! Natürliche Heilkraft: Ansätze zur Krebsbekämpfung mit heilender Nahrung« öffnet Inas Mariam Al Naqib die Tür zu einem ganzheitlichen Ansatz in der Krebsbehandlung und lädt die Leserinnen und Leser ein, die verändernde Kraft einer bewussten Ernährung zu entdecken. Hier finden Sie alle aktuellen Studien zu natürlichen Lebensmitteln, die sich mit der Frage beschäftigen, ob diese gegen Krebs eingesetzt werden können.

Krebs!

Natürliche Heilkraft:
Ansätze zur
Krebsbekämpfung
mit heilender Nahrung

Auf dem Weg zu einem gesunden
Leben im Einklang mit der Natur

Inas Mariam Al Naqib